| 三网年鉴 |

上海市细菌耐药、抗菌药物应用和医院感染监测报告

2018年度

衣承东　王明贵　主　编

胡必杰　胡付品　吕迁洲　吴文辉　钟明康　副主编

上海市卫生健康委员会抗菌药物临床应用与管理专家委员会

上海科学技术出版社

图书在版编目（CIP）数据

上海市细菌耐药、抗菌药物应用和医院感染监测报告. 2018年度 / 衣承东，王明贵主编. —上海：上海科学技术出版社，2019.6

ISBN 978-7-5478-4501-1

Ⅰ.①上… Ⅱ.①衣… ②王… Ⅲ.①细菌—抗药性—卫生监测—研究报告—上海—2018 ②抗菌素—药品管理性—卫生监测—研究报告—上海—2018 ③医院—感染—卫生管理性—卫生监测—研究报告—上海—2018 Ⅳ.①R978.1 ②Q939.1 ③R197.323.4

中国版本图书馆CIP数据核字（2019）第132607号

上海市细菌耐药、抗菌药物应用和医院感染监测报告（2018年度）

衣承东　王明贵　主编

上海世纪出版（集团）有限公司
上 海 科 学 技 术 出 版 社　出版、发行
（上海钦州南路71号　邮政编码200235　www.sstp.cn）
上海展强印刷有限公司印刷
开本 787×1092　1/16　印张 7.75
字数 95千字
2019年6月第1版　2019年6月第1次印刷
ISBN 978-7-5478-4501-1 / R·1868
定价：68.00元

内 容 提 要

本书详尽记述了2018年上海市细菌真菌耐药监测网、上海市抗菌药物临床应用监测网以及上海市医院感染防控与监测网（简称“三网”）的监测研究成果。内容包括细菌耐药监测、抗菌药物临床应用监测、医院感染监测与防控，并介绍“三网联动”综合评分标准等。

2017年5月，为整合上海市抗菌药物临床应用管理的相关资源，提高抗菌药物临床应用科学化、专业化的管理水平，上海市成立了由感染诊疗临床学科、药学专业与管理、微生物、感染防控、行政管理等多部门、多学科专家构成的抗菌药物临床应用与管理专家委员会，通过建立“三网联动”机制，促进多部门、多学科协同合作，加强各监测网信息互通联动，进一步推动上海市抗菌药物应用管理和细菌耐药防控工作。

本书内容翔实、可靠，反映上海最新的细菌耐药、抗菌药物应用等情况，可供相关临床、科研人员参考。

编　委　会

编 者 序

2004年，原卫生部等部委颁发《抗菌药物临床应用指导原则》（卫医发〔2004〕285号），揭开了我国抗菌药物临床合理应用及管理的序幕。十余年来，我国在抗菌药物管理（AMS）方面做了大量工作，成效显著，也开展了各类学术活动，AMS领域的理论水平得到极大提高。当前需要进一步思考的问题是：如何将AMS理论转化为实践？如何从卫生行政干预主导的管理转变为专业化、科学化、常态化的管理？

为此，2017年成立"上海市卫生计生委抗菌药物临床应用与管理专家委员会"（以下简称"专委会"，专委会于2019年6月更名为上海市卫生健康委员会抗菌药物临床应用与管理专家委员会），旨在充分发挥上海市细菌感染诊疗相关临床科室、临床微生物、临床药学、医院感染防控、行政管理等多部门、多学科专家的优势，提高抗菌药物临床应用水平，加强医疗机构抗菌药物临床应用管理，保障医疗质量和医疗安全。

专委会成立后，在上海开创性地开展"三网联动"，将上海市细菌真菌耐药监测网、上海市抗菌药物临床应用监测网及上海市医院感染防控与监测网的数据加以整合，加强多学科人员的交流与合作，以提高监测数据的分析与利用水平，积极防控耐药菌感染。专委会成立两年多来,通过“三网联动”做了一系列的探索性工作,循序渐进地开展抗菌药物合理用药及管理,将AMS的政策落地,受到多方关注。在此做扼要回顾:

2017年及2018年,专委会编撰了“上海市细菌耐药、抗菌药物应用和医院感染监测报告”,将“三网”的监测数据整合在一起,形成“三网年鉴”,在业界形成良好反馈。在前两年的基础上,此次于2019年上半年出版2018年度“三网年鉴”,以提高监测数据展现的及时性。

在出版“三网年鉴”的基础上,2018年起,上述3个监测网联合召开年度总结会,报告监测数据,使参会人员对3个监测网的数据有一个全面的了解,同时加强了多学科专业人员的沟通。

经专委会的多轮讨论,2018年建立了4个权重指数的评分标准:“三网联动”复合指标、细菌耐药权重指数、抗菌药物使用权重指数与医院感染权重指数,以期客观评价各医疗机构的相关指标,并作适当的横向比较,此评分标准已刊登于2018年底出版的《上海市细菌耐药、抗菌药物应用和医院感染监测报告(2017年度)》中,评分标准的更新版刊登于本书中。据此4个评分标准获得的结果,2019年上半年,专委会组织多学科专家到10家医疗机构进行了实地督导,每个小组由5名多学科成员组成,每家医疗机构督导半天。根据监测网的数据,找出主要问题,多学科专家实地考察后提出针对性的具可行性的整改、提升方案。督导的出发点是根据监测数据反映的问题,利用多学科的力量真心实意地协助被督导单位提升AMS水平,因而也受到被督导单位领导及专家的欢迎。在初步尝试后,计划于2019年下半年对更多的单位进行实地督导。

本监测报告对上海市2018年“三网”的监测结果进行全面总结、分析。上海市细菌真菌耐药监测网对所有被监测的分离菌的耐药状况做了总结报告,数据来自参与该网监测的上海市三级医院及二级医院。上海市抗菌药物临床应用监测网监测的医疗机构分三级医院、二级医院及社区医疗机构,该网对抗菌药物临床应用状况进行汇总、分析,并分别描绘了近5年各级被监测医疗机构抗菌药物临床应用的变化趋势。上海市医院感染防控与监测网总结报告的内容包括医院感染相关特色监测工作（锐器伤直报数据统计分析、引流瓶管理现状、血培养送检率调查）及医院感染常规监测（ICU目标性监测、围术期抗菌药物预防用药监测、血培养送检率调查、手卫生依从性及用品耗量监测、医院感染现患率调查）等。

希望广大读者特别是全国其他省、自治区与直辖市相关专业人员，不吝提出宝贵意见、建议，共同提高。我们坚信在多学科专家的共同努力下，我国的抗菌药物合理应用水平一定会得到提高，细菌耐药一定能得到遏制！

上海市卫生健康委员会抗菌药物临床应用与管理专家委员会

2019年6月

目　　录

第四篇　“三网联动”综合评分标准 / 95

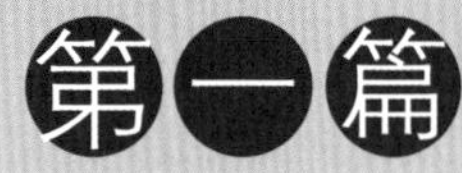

第一篇 细菌耐药监测报告

三 网 年 鉴

上海市细菌真菌耐药监测网
上海市抗菌药物临床应用监测网
上海市医院感染防控与监测网

细菌耐药性是目前全球关注的热点问题之一。为控制细菌耐药性的发展，2005年，卫生部、国家中医药管理局和总后卫生部联合建立了全国抗菌药物临床应用监测网和细菌耐药监测网。2008年，上海市正式成立“上海市细菌耐药监测网”，经上海市卫生局委托，由复旦大学附属华山医院抗生素研究所具体负责“上海市细菌耐药监测网”的日常运行。为进一步规范和推动上海市细菌真菌耐药监测工作。根据《关于进一步做好全国合理用药监测、上海市抗菌药物临床应用监测网和细菌耐药监测网相关工作的通知》(沪卫医政〔2009〕25号)、《国家卫生计生委办公厅关于提高二级以上综合医院细菌真菌感染诊疗能力的通知》(国卫办医函〔2016〕1281号)等文件精神，上海市“细菌耐药监测网”在现有工作基础上，增加真菌耐药监测的工作职责，于2017年5月更名为“上海市细菌真菌耐药监测网”，下设细菌耐药监测工作组和真菌耐药监测工作组，分别由华山医院抗生素研究所和同济大学附属东方医院具体负责相应工作组监测网络的日常运行，这是我国第一个同时覆盖细菌和真菌耐药监测工作的省级监测网络。

复旦大学附属华山医院抗生素研究所是我国最早开展细菌耐药性监测工作的单位之一。1988年，在世界卫生组织(WHO)细菌耐药性监测专题组的支持下，我国卫生部组建由中国药品生物制品检定所和华山医院抗生素研究所负责的北京和上海地区细菌耐药性监测网。经过30多年的工作经验积累，华山医院抗生素研究所已形成一套较为成熟、可靠的细菌耐药性监测工作体系及合理的人员团队建设。

监测网成员单位组成以上海市具有代表性的综合性医院为主，监测网网点覆盖不同规模和不同类型的医院,包括大型综合性医院(三级医院)和中型综合性医院(二级医院)及儿科专科医院。本网现有成员单位57家。监测网设专家委员会。专家委员会主要由资深的临床微生物学专家、临床抗感染和医院感染控制专家组成,负责监测网的技术指导和质量监督。

现将2018年的监测结果报告如下:

1. 2018年细菌耐药监测资料特点

2018年上海市细菌真菌耐药监测网最终纳入统计分析的医院(50家)比2017年(49家医院)增加1家,监测菌株增加10 295株(7.7%)。

与2017年[3]的细菌耐药监测资料相比,2018年的资料有以下特点:① 肠杆菌科细菌中克雷伯菌属、肠杆菌属、沙雷菌属和柠檬酸杆菌属占比略有增加;铜绿假单胞菌和不动杆菌属在革兰阴性杆菌中占比有所增加;革兰阳性菌中凝固酶阴性葡萄球菌占比有所减少。② 门急诊患者分离菌(18.4%)较2017年(14.6%)有所增长。③ 甲氧西林耐药金黄色葡萄球菌(Methicillin-resistant *Staphylococcus aureus*, MRSA)检出率为45.9%,较2017年(49.1%)有所下降;甲氧西林耐药凝固酶阴性葡萄球菌(Methicillin-resistant coagulase-negative *Staphylococcus*, MRCNS)为78.4%,较2017年(79.2%)略有减少;万古霉素耐药屎肠球菌(Vancomycin-resistant *Enterococcus faecium*, VREM)的检出率为0.7%,低于2017年的1.2%;儿童和成人非脑膜炎肺炎链球菌中青霉素耐药肺炎链球菌(Penicillin-resistant *Streptococcus pneumoniae*, PRSP)的检出率较2017年有所下降;大肠埃希菌、肺炎克雷伯菌、奇异变形杆菌中超广谱β-内酰胺酶(ESBLs)的检出率(54.0%、35.0%、47.1%)与2017年(54.9%、35.1%、47.6%)基本持平,碳青霉烯类耐药肠杆菌科细菌(Carbapenem-resistant *Enterobacteriaceae*, CRE)检出率为11.7%,与2017年的11.9%接近。

2. 二级医院和三级医院耐药率的差异

二级医院和三级医院临床分离菌的分布及其对测试抗菌药物的耐药率存在差异。

（1）细菌分布

细菌分布特征如下：① 三级医院分离的革兰阳性菌（31.5%）高于二级医院（25.5%），革兰阴性菌（68.5%）低于二级医院（74.5%）。② 嗜麦芽窄食单胞菌、沙门菌属、伯克霍尔德菌属、卡他莫拉菌等革兰阴性菌、各组β-溶血性链球菌和肺炎链球菌等苛养菌在二级医院中较少。

（2）耐药细菌的检出率

耐药细菌的检出率特点如下：① 二级医院MRSA的检出率（51.9%）高于三级医院的检出率（43.6%）。② 二级医院大肠埃希菌和肺炎克雷伯菌中ESBLs的检出率均低于三级医院的检出率，且三级医院CRE菌株的检出率（13.1%）高于二级医院的检出率（9.0%）。

二级医院中某些分离菌对受试抗菌药物的耐药率高于三级医院，具体表现为：① MRSA株、MRCNS对庆大霉素和左氧氟沙星的耐药率。② 肠球菌属细菌对呋喃妥因、左氧氟沙星和磷霉素的耐药率。③ 肠杆菌科细菌中变形杆菌、摩根菌属细菌对头孢吡肟和环丙沙星的耐药率。④ 三级医院分离的鲍曼不动杆菌对抗菌药的耐药率除米诺环素外，大多较二级医院细菌的耐药率高。

具体监测内容和结果详见下文。

一、材料和方法

（一）材料

1. 细菌收集

2018年1月1日—12月31日，上海市50家医院，其中三级医院

30家(床位数32 728张,含3家儿童医院)和二级医院20家(床位数16 919张)临床分离的144 373株细菌,剔除同一患者相同部位的重复菌株,凝固酶阴性葡萄球菌和草绿色链球菌只收集分离自血液、脑脊液和胸水、腹水等无菌体液标本的菌株。按统一方案进行体外药物敏感性试验。

2. 抗菌药物

纸片法药敏试验的抗菌药物纸片为英国OXOID公司或美国BBL公司商品,采用自动化仪器测定的部分医院采用和仪器相配套的药敏试验卡。具体抗菌药物品种请见本篇各种细菌对抗菌药物的耐药率和敏感率表内所列。用于β-内酰胺酶测定的头孢硝噻吩纸片、用于ESBLs确认试验的头孢噻肟-克拉维酸和头孢他啶-克拉维酸纸片均为BBL公司商品。用于鉴定肺炎链球菌耐药性的青霉素E-试验条为法国生物梅里埃公司商品。

3. 药敏试验培养基

纸片法药敏试验中的培养基为Muller-Hinton(MH)琼脂。肺炎链球菌及各组链球菌用含5%脱纤维羊血MH琼脂。流感嗜血杆菌用嗜血杆菌属培养基基础(HTMB)加SR0158营养补充剂。上述培养基和试剂均为英国OXOID公司的商品。

(二)方法

1. 药敏试验

采用临床和实验室标准协会(Clinical and Laboratory Standards Institute, CLSI)2018年版[1]推荐的纸片扩散法,部分医院采用自动化仪器测定临床分离株对抗菌药物的敏感性。质控菌株为金黄色葡萄球菌ATCC25923(纸片扩散法)、金黄色葡萄球菌ATCC29213(肉汤稀释法)、大肠埃希菌ATCC25922、铜绿假单胞菌ATCC27853、肺炎链球菌ATCC49619、流感嗜血杆菌ATCC49247、流感嗜血杆菌

ATCC49766。

2. β-内酰胺酶的检测

采用头孢硝噻吩纸片测定流感嗜血杆菌和卡他莫拉菌的β-内酰胺酶。按CLSI推荐的酶抑制剂增强试验筛选和确证大肠埃希菌、肺炎克雷伯菌和奇异变形杆菌中产ESBLs菌株。

3. 青霉素不敏感肺炎链球菌的检测

经苯唑西林纸片法测定其抑菌圈直径≤19 mm的肺炎链球菌，采用青霉素E-试验测定其对肺炎链球菌的最低抑菌浓度（Minimal inhibitory concentration，MIC）。脑膜炎分离株和非脑膜炎分离株分别按CLSI 2018年标准判定为青霉素敏感肺炎链球菌（PSSP）、青霉素中介肺炎链球菌（PISP）和青霉素耐药肺炎链球菌（PRSP）。

4. 万古霉素、替考拉宁或利奈唑胺非敏感革兰阳性菌的检测

纸片法或仪器法检测到对上述不敏感的革兰阳性菌经复核确认菌种鉴定无误后，采用青霉素E-试验测定其MIC值，或采用PCR法检测和分析耐药基因型。

5. CRE的检测

对厄他培南、亚胺培南和美罗培南中任意一种耐药或者有产碳青霉烯酶记录的肠杆菌科细菌即为CRE。[2]

6. 医院分类

在本篇中，医院分成两组，三级甲等医院简称“三级医院”，非三级甲等医院简称“二级医院”。

7. 人群分类

儿童分离株指分离自上海交通大学附属儿童医院（上海市儿童医院）、复旦大学附属儿科医院和上海交通大学医学院附属上海儿童医学中心（上海儿童医学中心）以及综合性医院中年龄小于或等于17岁患者的细菌；成人分离株指分离自综合性医院中年龄大于或等于18岁的患者分离的细菌。

8. 统计分析

用Whonet 5.6软件对监测中获得的药敏结果进行统计分析。

二、结　果

(一)细菌分布

2018年共检测144 373株临床分离株(表1-1)。其中99 323株临床分离株(68.8%)分离自30家三级医院,45 050株(31.2%)分离自20家二级医院。革兰阳性菌占29.6%(42 771/144 373),革兰阴性菌占70.4%(101 602/144 373)。在二级医院、三级医院中,革兰阳性菌分别占25.5%和31.5%;革兰阴性菌分别占74.5%和68.5%。革兰阴性菌中肠杆菌科细菌占64.8%(65 868/101 602),非发酵菌占31.9%(32 435/101 602),其他革兰阴性菌(嗜血杆菌属、气单胞菌属等)占3.2%(3 299/101 602)。革兰阳性菌中金黄色葡萄球菌占30.4%(12 224/40 243),凝固酶阴性葡萄球菌占15.6%(6 261/40 243),肠球菌属占32.3%(13 004/40 243),链球菌属占21.4%(8 608/40 243)(表1-1)。住院患者分离株占81.6%(117 868/144 373),门诊与急诊患者分离株占18.4%(26 505/144 373)。三级医院分离株在住院患者和门诊与急诊患者中的占比分别为78.8%(78 313/99 323)和21.2%(21 010/99 323);二级医院分离株在住院患者和门诊与急诊患者中的占比分别为87.8%(39 555/45 050)和12.2%(5 495/45 050)。

表1-1　144 373株临床分离株的分布

细菌	三级医院		细菌	二级医院	
	株数	占比(%)		株数	占比(%)
革兰阴性菌	68 020	68.5	**革兰阴性菌**	33 582	74.5
大肠埃希菌	19 182	19.3	大肠埃希菌	10 572	23.5

续 表

细菌	三级医院		细菌	二级医院	
	株数	占比（%）		株数	占比（%）
克雷伯菌属	13 987	14.1	克雷伯菌属	7 113	15.8
铜绿假单胞菌	8 477	8.5	不动杆菌属	4 060	9.0
不动杆菌属	8 475	8.5	铜绿假单胞菌	4 057	9.0
肠杆菌属	3 696	3.7	肠杆菌属	1 853	4.1
嗜麦芽窄食单胞菌	3 043	3.1	变形杆菌属	1 483	3.3
变形杆菌属	2 638	2.7	嗜血杆菌属	854	1.9
嗜血杆菌属	2 000	2.0	嗜麦芽窄食单胞菌	847	1.9
沙雷菌属	1 117	1.1	沙雷菌属	565	1.3
柠檬酸杆菌属	855	0.9	柠檬酸杆菌属	458	1.0
卡他莫拉菌	848	0.9	摩根菌属	268	0.6
沙门菌属	745	0.8	其他假单胞菌	246	0.5
摩根菌属	629	0.6	卡他莫拉菌	212	0.5
其他假单胞菌	463	0.5	沙门菌属	161	0.4
伯克霍尔德菌属	363	0.4	气单胞菌属	155	0.3
金杆菌属	208	0.2	拉乌尔菌属	95	0.2
伊丽莎白菌属	188	0.2	金杆菌属	84	0.2
气单胞菌属	176	0.2	伯克霍尔德菌属	82	0.2
无色杆菌属	169	0.2	无色杆菌属	77	0.2
拉乌尔菌属	125	0.1	伊丽莎白菌属	61	0.1
普罗威登菌属	119	0.1	普罗威登菌属	37	0.1
其他革兰阴性菌	517	0.5	其他革兰阴性菌	242	0.5
革兰阳性菌	**31 303**	**31.5**	**革兰阳性菌**	**11 468**	**25.5**
肠球菌属	9 751	9.8	肠球菌属	4 676	10.4
金黄色葡萄球菌	9 385	9.4	金黄色葡萄球菌	3 724	8.3

续 表

细菌	三级医院		细菌	二级医院	
	株数	占比（%）		株数	占比（%）
β-溶血性链球菌	5 766	5.8	凝固酶阴性葡萄球菌[a]	1 649	3.7
凝固酶阴性葡萄球菌[a]	4 311	4.3	β-溶血性链球菌	953	2.1
肺炎链球菌	1 389	1.4	肺炎链球菌	250	0.6
草绿色链球菌[a]	515	0.5	草绿色链球菌[a]	131	0.3
其他革兰阳性菌	186	0.2	其他革兰阳性菌	85	0.2
合计	99 323	100.0	合计	45 050	100.0

注：[a]分离自无菌体液菌株

细菌在各类标本中的分布为呼吸道分泌物38.6%（55 862/144 373）、尿液28.9%（41 708/144 373）、血液8.9%（12 812/144 373）、伤口脓液6.4%（9 301/144 373）、各种无菌体液（胆汁、胸水、腹水、脑脊液等）5.2%（7 496/144 373）、生殖道分泌物和粪便等1.9%（2 686/144 373）、其他标本10.2%（14 688/144 373）。二级医院中分离自尿液标本和伤口脓液标本的细菌占比高于三级医院（31.3% *vs.* 27.8%、7.5% *vs.* 6.5%），而二级医院血液标本的占比低于三级医院（8.6% *vs.* 9.0%）。二级医院和三级医院呼吸道分泌物标本中最常见的分离菌均为克雷伯菌属、不动杆菌属、铜绿假单胞菌和金黄色葡萄球菌等；二级医院尿液和除脑脊液外无菌体液标本中的主要分离菌是大肠埃希菌和肠球菌属；凝固酶阴性葡萄球菌是血培养标本和脑脊液标本中的主要分离菌。

（二）耐药菌的检出率

1. 甲氧西林耐药葡萄球菌

13 109株金黄色葡萄球菌中MRSA的检出率为45.9%。3家儿童医院的检出率为39.4%（673/1 707，28.4% ～ 47.3%），三级医院和二级医院金黄色葡萄球菌分离株中MRSA的检出率分别为43.6%（27.2% ～ 57.6%）

和51.9%（34.8%～83.1%）。5 960株凝固酶阴性葡萄球菌中，MRCNS的检出率为78.4%。三级医院和二级医院菌株中MRCNS的检出率分别为80.2%（16.0%～92.9%）和73.6%（52.9%～92.6%）。

2. PRSP

12株脑脊液分离肺炎链球菌中7株为PRSP。有明确青霉素药敏结果的1 565株非脑膜炎肺炎链球菌中儿童株共1 204株，成人株361株，儿童株中PSSP、PISP和PRSP分别为84.1%、10.5%和5.4%，成人分离株PSSP、PISP和PRSP分别为94.5%、3.0%和2.5%。

3. 万古霉素耐药肠球菌

14 427株肠球菌属细菌中粪肠球菌7 713株（53.5%）、屎肠球菌5 943株（41.2%），其他肠球菌属771株（5.3%）。5 943株屎肠球菌中VREM屎肠球菌占0.7%。6 992株粪肠球菌中未检出万古霉素耐药株，利奈唑胺耐药粪肠球菌（LRE）为1.1%。

4. 克林霉素诱导耐药试验（D试验）

2018年上海市36家医院对8 899株金黄色葡萄球菌进行了检测，1 908株阳性（21.4%）；33家医院对3 202株凝固酶阴性葡萄球菌进行了检测，803株阳性（25.1%）；21家医院检测993株无乳链球菌中有127株阳性（12.8%）。

5. 产ESBLs肠杆菌科细菌的检出率

有47家医院（含两家儿童医院）对各自医院分离大肠埃希菌、肺炎克雷伯菌和奇异变形杆菌进行了ESBLs的检测，检出率分别为54.0%（14 146/26 181）、35.0%（6 006/17 159）和47.1%（1 141/2 423）。二级医院中上述3种细菌ESBLs分离株的检出率分别为51.4%（39.4%～63.8%）、28.7%（14.7%～50.6%）和47.7%（20.7%～74.2%）；而三级医院的检出率分别为55.8%（34.3%～72.5%）、39.1%（15.5%～66.9%）和46.5%（7.1%～67.4%）。

6. 碳青霉烯类耐药菌株革兰阴性杆菌的检出率

肠杆菌科细菌中CRE的检出率为11.7%（7 707/65 868），其中三级医院CRE的检出率为13.1%（5 677/43 203），二级医院则为9.0%（2 030/22 665）。小于1岁的患儿和80岁以上老年患者中CRE的检出率达15%以上，高于其他年龄组。CRE菌株中克雷伯菌属（5 631/7 707，73.1%）、大肠埃希菌（666/7 707，8.6%）和肠杆菌属（428/7 707，5.6%）是CRE的主要菌群。鲍曼不动杆菌中CRAB检出率为62.5%（7 036/11 254），铜绿假单胞菌中CRAB检出率为28.7%（3 592/12 534）。

（三）革兰阳性菌对各类抗菌药物的敏感性

1. 葡萄球菌属

金黄色葡萄球菌中MRSA对各类受试抗菌药物的耐药率均明显较甲氧西林敏感金黄色葡萄球菌（MSSA）为高，但其对利福平和复方磺胺甲噁唑的敏感性超过90%。84.4%的MSSA除对青霉素不敏感，对红霉素和克林霉素亦有超过30%的耐药菌株，对庆大霉素、利福平以及左氧氟沙星、克林霉素和复方磺胺甲噁唑的耐药率均不足15%；MRCNS对上述抗菌药物的耐药率亦均较MSCNS明显为高。MRCNS对多数上述抗菌药物的耐药率较MRSA低，但MRCNS对利奈唑胺、利福平和复方磺胺甲噁唑的耐药率较MRSA为高。两类葡萄球菌中均未发现对万古霉素耐药菌株。二级医院的MRSA菌株对庆大霉素、左氧氟沙星、克林霉素和红霉素的耐药率高于三级医院的MRSA菌株的耐药率（表1–2）。

2. 肠球菌属

粪肠球菌对氨苄西林、呋喃妥因和左氧氟沙星等多数受试抗菌药物的耐药率较屎肠球菌的耐药率低。两者对高浓度庆大霉素的耐药率均超过30%。分离自尿液标本中的粪肠球菌对磷霉素的耐药率亦较低。VREM未超过1%，有个别菌株对利奈唑胺耐药，未见万古霉素和利奈唑胺同时耐药的菌株。二级医院的粪肠球菌对除利奈唑胺外的多数受试抗菌药物（包括呋喃妥因、氨苄西林、高浓度庆大霉素、左氧氟沙星、磷霉素）的耐药率均高于二级医院粪肠球菌分离株的耐药率（表1–3）。

表 1-2　葡萄球菌属对抗菌药物的耐药率和敏感率（%）

抗菌药物	三级医院								二级医院							
	MRSA（n=4 091）		MSSA（n=5 294）		MRCNS（n=3 456）		MSCNS（n=855）		MRSA（n=1 931）		MSSA（n=1 793）		MRCNS（n=1 214）		MSCNS（n=435）	
	R	S	R	S	R	S	R	S	R	S	R	S	R	S	R	S
万古霉素	0.0	100.0	0.0	100.0	0.0	100.0	0.0	100.0	0.0	100.0	0.0	100.0	0.0	100.0	0.0	100.0
利奈唑胺	0.0	100.0	0.0	100.0	0.9	99.1	0.0	100.0	0.1	99.9	0.0	100.0	0.1	99.9	0.0	100.0
青霉素	100.0	0.0	83.5	16.5	100.0	0.0	69.6	30.4	100.0	0.0	86.9	13.1	100.0	0.0	73.7	26.3
苯唑西林	100.0	0.0	0.0	100.0	100.0	0.0	0.0	100.0	100.0	0.0	0.0	100.0	100.0	0.0	0.0	100.0
庆大霉素	29.6	68.1	4.7	94.3	19.2	73.0	1.1	97.2	37.8	60.3	5.6	93.4	25.3	67.4	2.8	94.8
利福平	3.2	94.4	0.6	99.1	7.7	92.0	1.0	99.0	1.9	96.8	0.4	99.2	5.6	94.0	0.9	98.8
左氧氟沙星	47.5	51.8	8.8	90.7	48.1	50.1	6.1	92.9	65.7	34.0	11.8	87.9	64.8	33.2	13.2	85.9
克林霉素	49.9	48.2	12.1	86.5	27.6	70.0	8.3	89.8	58.8	40.1	13.7	84.5	27.9	69.2	11.8	85.1
红霉素	75.5	23.6	37.6	61.5	78.1	20.3	52.3	45.9	79.9	19.3	35.2	63.3	76.3	22.3	54.2	42.7
复方磺胺甲噁唑	6.9	93.0	8.4	91.6	42.0	57.6	9.3	90.7	6.7	93.2	7.7	92.1	46.2	53.2	15.3	84.4

注：MRSA：甲氧西林耐药金黄色葡萄球菌；MSSA：甲氧西林敏感金黄色葡萄球菌；MRCNS：甲氧西林耐药凝固酶阴性葡萄球菌；MSCNS：甲氧西林敏感凝固酶阴性葡萄球菌

表1-3 肠球菌属对抗菌药物的耐药率和敏感率（%）

抗菌药物	粪肠球菌				屎肠球菌			
	三级医院（n=5 379）		二级医院（n=2 334）		三级医院（n=3 841）		二级医院（n=2 102）	
	R	S	R	S	R	S	R	S
万古霉素	0.0	99.9	0.0	99.9	1.0	98.9	0.2	99.7
替考拉宁	0.5	99.1	0.0	99.5	2.1	97.8	0.7	99.3
利奈唑胺	1.5	97.8	0.2	99.5	0.2	99.7	0.0	99.9
呋喃妥因	1.8	96.7	2.2	96.2	35.7	39.7	40.1	45.9
氨苄西林	4.0	96.0	7.8	92.2	90.9	9.1	90.8	9.2
高浓度庆大霉素	32.6	66.0	38.0	61.1	37.0	62.6	35.0	64.9
左氧氟沙星	33.7	64.2	47.8	51.2	86.5	8.9	92.3	5.2
磷霉素[a]	3.6	94.0	6.9	91.3	14.6	77.0	26.5	70.9

注：[a]参考泌尿道分离菌株的判断标准

3. 肺炎链球菌

肺炎链球菌非脑膜炎株包括儿童分离株和成人分离株；或PSSP、PISP和PRSP对红霉素和克林霉素耐药率均很高，多达85%或以上。超过半数的PSSP菌株对复方磺胺甲噁唑耐药，但均未检出万古霉素和利奈唑胺耐药株（表1-4）。

4. 溶血性链球菌

6 719株β-溶血性链球菌中主要是A组（3 531株，52.6%）和B组（2 859株，42.6%）β-溶血性链球菌，少数为C组（327株）和其他β-溶血性链球菌（2株）。各组β-溶血性链球菌对青霉素和头孢曲松均很敏感，未见耐药株；但对红霉素和克林霉素耐药率均很高，其中以A组的耐药率（>90%）为最高。除B组β-溶血性链球菌对左氧氟沙星的耐药率为38.8%外，其他各组链球菌对左氧氟沙星的耐药率为0.2%～4.0%。分离自血液、脑脊液等无菌体液的草绿色链球菌对青霉素的耐药率为5.8%。该属细菌中未发现万古霉素和利奈唑胺耐药株（表1-5）。

表 1-4 非脑膜炎肺炎链球菌对抗菌药物的耐药率和敏感率（%）

抗菌药物	成人分离株		儿童分离株					
	PSSP（*n*=341）		PSSP（*n*=1 013）		PISP（*n*=126）		PRSP（*n*=65）	
	R	S	R	S	R	S	R	S
青霉素	0.0	100.0	0.0	100.0	0.0	0.0	100.0	0.0
万古霉素	0.0	100.0	0.0	100.0	0.0	100.0	0.0	100.0
利奈唑胺	0.0	100.0	0.0	100.0	0.0	100.0	0.0	100.0
红霉素	88.9	9.9	98.5	0.9	98.4	0.0	100.0	0.0
克林霉素	80.5	17.7	97.8	1.9	96.0	4.0	92.1	7.9
复方磺胺甲噁唑	54.7	31.0	74.5	17.8	93.6	4.0	96.5	3.5
左氧氟沙星	3.2	95.6	0.0	100.0	0.0	100.0	3.2	96.8
莫西沙星	1.6	98.4	0.0	100.0	0.0	100.0	1.8	98.2

注：PSSP：青霉素敏感肺炎链球菌；PISP：青霉素中介肺炎链球菌；PRSP：青霉素耐药肺炎链球菌

表 1-5 溶血性链球菌对抗菌药物的耐药率和敏感率（%）

抗菌药物	草绿色链球菌		β-溶血性链球菌					
	合计（*n*=646）		A 组（*n*=3 531）		B 组（*n*=2 859）		C 组（*n*=327）	
	R	S	R	S	R	S	R	S
青霉素	5.8	76.8	0.0	100.0	0.0	100.0	0.0	100.0
头孢曲松	12.0	79.2	0.0	100.0	0.0	100.0	0.0	100.0
万古霉素	0.0	100.0	0.0	100.0	0.0	100.0	0.0	100.0
利奈唑胺	0.0	100.0	0.0	100.0	0.0	100.0	0.0	100.0
红霉素	49.1	41.6	95.0	3.7	62.7	28.7	61.9	30.3
克林霉素	38.9	59.2	92.8	6.3	44.4	50.4	54.1	42.2
左氧氟沙星	14.5	83.4	0.2	99.2	38.8	59.9	4.0	91.6

（四）革兰阴性杆菌对抗菌药物的敏感性

1. 肠杆菌科细菌

65 868株肠杆菌科细菌中多数菌株对亚胺培南和美罗培南仍呈现敏感，但不同菌种的耐药率有差异。其中大肠埃希菌对上述两种碳青霉烯类的耐药率约2%；克雷伯菌属对之的耐药率约30%；其他肠杆菌科细菌的耐药率均小于15%（表1-6～表1-9）。监测结果同时显示三级医院大肠埃希菌、肺炎克雷伯菌和肠杆菌属细菌对大多数抗菌药物的耐药率高于二级医院的耐药率。分离自尿液标本中的大肠埃希菌，包括产ESBLs和不产ESBLs株对磷霉素的耐药率较低（＜10%）。变形杆菌、沙雷菌属和柠檬酸杆菌属细菌在二级医院和三级医院的耐药率较为接近。肠炎沙门菌和鼠伤寒沙门菌对氨苄西林的耐药率接近80%，两者对头孢曲松的敏感率超过80%（表1-10）。肠杆菌科细菌对临床常用抗菌药物的耐药率见表1-11。

表1-6 肠杆菌科细菌对抗菌药物的耐药率和敏感率（%）

抗菌药物	大肠埃希菌				肺炎克雷伯菌			
	三级医院（n=19 182）		二级医院（n=10 572）		三级医院（n=13 347）		二级医院（n=6 790）	
	R	S	R	S	R	S	R	S
亚胺培南	2.2	97.4	1.8	97.8	30.7	68.2	20.9	78.1
美罗培南	2.4	97.2	1.8	97.7	31.6	67.5	21.9	77.2
头孢吡肟	25.6	65.5	22.3	67.2	39.2	57.7	29.6	66.5
头孢他啶	26.7	69.6	25.9	70.9	42.3	55.3	33.3	64.9
头孢噻肟	58.4	39.7	58.8	40.2	56.9	40.5	43.3	55.6
头孢哌酮/舒巴坦	6.5	80.0	5.4	85.8	35.7	57.1	24.1	69.4
哌拉西林	75.6	19.2	61.5	28.7	65.7	22.7	38.2	53.4
哌拉西林/他唑巴坦	4.0	92.5	3.4	93.4	32.8	63.2	22.9	73.2

续 表

抗菌药物	大肠埃希菌				肺炎克雷伯菌			
	三级医院（*n*=19 182）		二级医院（*n*=10 572）		三级医院（*n*=13 347）		二级医院（*n*=6 790）	
	R	S	R	S	R	S	R	S
头孢呋辛	58.3	39.2	56.3	41.6	56.2	41.4	45.6	52.5
头孢唑林	61.0	39.0	59.1	40.9	57.2	42.8	45.7	54.3
头孢美唑	7.4	91.0	9.3	89.5	34.5	63.8	37.0	62.0
氨苄西林	82.4	16.0	81.2	17.2	88.3	1.5	92.0	1.7
氨苄西林/舒巴坦	44.3	33.3	42.7	39.1	51.8	43.0	41.6	54.2
阿米卡星	2.7	96.7	2.6	96.8	20.6	79.1	15.2	84.7
庆大霉素	34.0	64.8	33.4	65.3	34.6	64.2	28.8	70.2
环丙沙星	57.2	40.3	57.0	41.0	42.8	54.4	34.4	63.4
复方磺胺甲噁唑	47.5	52.2	46.1	53.6	36.8	62.9	28.9	70.6
磷霉素[a]	7.6	90.9	7.0	92.1	—	—	—	—

注：[a]参考泌尿道分离菌株的判断标准；“—”表示数据缺失

表 1-7 肠杆菌科细菌对抗菌药物的耐药率和敏感率（%）

抗菌药物	肠杆菌属				变形杆菌属			
	三级医院（*n*=3 696）		二级医院（*n*=1 853）		三级医院（*n*=2 638）		二级医院（*n*=1 483）	
	R	S	R	S	R	S	R	S
亚胺培南	8.4	86.7	5.6	89.4	4.0[a]	89.0[a]	1.2[a]	94.5[a]
美罗培南	7.9	90.2	5.1	93.8	1.4	97.0	1.3	97.3
头孢吡肟	14.6	80.5	10.8	83.9	15.4	72.3	16.9	62.5
头孢他啶	33.9	64.0	28.5	68.9	14.7	84.0	22.0	77.3
头孢噻肟	43.8	47.7	46.8	50.6	46.7	51.4	51.9	46.4
头孢哌酮/舒巴坦	13.5	74.4	7.6	81.9	1.3	94.4	1.3	95.5

续 表

抗菌药物	肠杆菌属				变形杆菌属			
	三级医院（n=3 696）		二级医院（n=1 853）		三级医院（n=2 638）		二级医院（n=1 483）	
	R	S	R	S	R	S	R	S
哌拉西林	41.0	50.2	28.3	67.6	42.1	48.5	29.9	58.7
哌拉西林/他唑巴坦	13.2	74.1	8.9	80.8	1.2	97.6	1.1	98.0
头孢呋辛	49.7	41.3	54.4	40.8	52.8	46.4	57.3	42.2
头孢唑林	92.3	7.7	86.9	13.1	56.4	43.6	60.9	39.1
头孢美唑	87.8	9.4	87.2	9.8	3.5	95.8	5.1	94.1
氨苄西林	88.1	4.0	83.7	6.6	65.2	33.7	70.2	29.3
氨苄西林/舒巴坦	63.9	26.6	48.2	44.4	31.3	55.9	31.1	56.0
阿米卡星	1.9	97.2	3.0	96.4	5.2	92.8	5.7	92.7
庆大霉素	9.1	88.6	9.2	87.3	22.4	63.8	26.9	60.9
环丙沙星	13.7	81.4	13.1	83.2	45.3	49.0	53.5	40.1
复方磺胺甲噁唑	18.4	81.4	17.2	82.7	55.5	44.4	61.7	38.1

注：[a]纸片扩散法药敏试验的结果

表 1-8 肠杆菌科细菌对抗菌药物的耐药率和敏感率（%）

抗菌药物	沙雷菌属				柠檬酸杆菌属			
	三级医院（n=1 117）		二级医院（n=565）		三级医院（n=855）		二级医院（n=458）	
	R	S	R	S	R	S	R	S
亚胺培南	13.3	82.1	10.6	79.8	3.4	94.5	4.4	94.1
美罗培南	12.7	86.6	7.5	90.1	3.1	96.0	4.0	94.7
头孢吡肟	13.5	77.1	10.1	76.3	7.9	87.7	7.2	88.4
头孢他啶	11.1	84.4	9.9	87.1	24.5	73.2	25.2	73.1
头孢噻肟	34.2	56.5	45.4	52.1	36.1	57.6	39.7	55.1

续 表

抗菌药物	沙雷菌属				柠檬酸杆菌属			
	三级医院（n=1 117）		二级医院（n=565）		三级医院（n=855）		二级医院（n=458）	
	R	S	R	S	R	S	R	S
头孢哌酮/舒巴坦	13.2	76.2	10.2	81.0	8.1	81.4	6.0	84.2
哌拉西林	41.0	55.2	29.3	69.5	37.7	50.2	33.8	60.3
哌拉西林/他唑巴坦	10.8	83.6	4.1	88.0	10.0	82.0	5.2	87.4
头孢呋辛	89.3	6.3	89.0	4.7	35.8	56.9	44.6	52.1
头孢唑林	96.8	3.2	96.6	3.4	58.6	41.4	67.7	32.3
头孢美唑	6.2	82.4	13.6	85.3	33.2	62.0	44.5	49.2
氨苄西林	89.5	3.0	73.6	15.2	87.3	9.2	76.8	13.5
氨苄西林/舒巴坦	74.1	15.5	59.8	24.2	41.4	53.3	39.9	55.6
阿米卡星	1.7	97.6	2.1	97.0	1.3	98.1	1.5	98.3
庆大霉素	18.2	81.5	14.7	84.4	8.4	90.8	13.8	85.3
环丙沙星	20.4	75.1	23.9	73.3	14.6	81.0	19.4	77.2
复方磺胺甲嘧唑	5.7	94.1	5.8	94.2	19.6	80.3	20.1	79.4

表 1-9 肠杆菌科细菌对抗菌药物的耐药率和敏感率（%）

抗菌药物	摩根菌属				普罗威登菌属			
	三级医院（n=629）		二级医院（n=268）		三级医院（n=119）		二级医院（n=37）	
	R	S	R	S	R	S	R	S
亚胺培南[a]	11.5	53.9	5.8	73.4	8.3	81.0	0.0	87.0
美罗培南	4.6	94.3	2.8	97.2	4.5	93.8	3.3	96.7
头孢吡肟	3.4	91.5	4.2	90.5	11.8	79.0	5.4	83.8
头孢他啶	14.9	81.2	16.3	81.1	22.7	73.9	24.3	75.7
头孢噻肟	24.0	70.3	45.3	51.3	33.8	60.8	40.9	59.1

续 表

抗菌药物	摩根菌属				普罗威登菌属			
	三级医院（*n*=629）		二级医院（*n*=268）		三级医院（*n*=119）		二级医院（*n*=37）	
	R	S	R	S	R	S	R	S
头孢哌酮/舒巴坦	3.3	88.4	2.3	95.3	7.0	84.3	10.3	86.2
哌拉西林	27.6	61.2	12.9	71.0	30.6	63.9	0.0	85.7
哌拉西林/他唑巴坦	4.2	93.7	4.9	93.2	10.9	87.4	5.4	94.6
头孢呋辛	79.6	13.0	80.8	13.2	46.5	46.5	42.9	53.6
头孢唑林	97.0	3.0	98.9	1.1	87.7	12.3	68.8	31.2
头孢美唑	9.1	86.8	10.3	86.6	5.0	95.0	8.3	91.7
氨苄西林	97.1	0.4	96.4	2.4	76.8	10.7	48.3	34.5
氨苄西林/舒巴坦	59.4	18.4	71.2	13.5	55.6	23.2	29.7	43.2
阿米卡星	1.9	97.9	2.3	97.0	6.8	91.5	8.1	89.2
庆大霉素	17.4	79.3	23.8	70.6	13.7	73.5	16.2	70.3
环丙沙星	21.5	69.4	23.1	64.1	45.5	47.3	39.4	57.6
复方磺胺甲噁唑	34.1	65.6	41.7	58.3	32.5	67.5	32.4	67.6

注：[a]纸片扩散法药敏试验的结果

表 1-10　沙门菌属对抗菌药物的耐药率和敏感率（%）

抗菌药物	肠炎沙门菌				鼠伤寒沙门菌			
	三级医院（*n*=184）		二级医院（*n*=40）		三级医院（*n*=240）		二级医院（*n*=45）	
	R	S	R	S	R	S	R	S
氨苄西林	79.0	19.9	82.1	17.9	79.9	19.7	80.0	20.0
氨苄西林/舒巴坦	25.3	22.8	13.5	70.3	15.8	46.5	25.0	65.9
头孢曲松	10.6	89.4	2.6	92.1	17.2	82.8	20.5	79.5
环丙沙星	3.6	37.3	5.3	21.1	12.1	43.1	0.0	15.9
氯霉素	8.5	91.5	0.0	100.0	46.5	51.5	37.8	62.2
复方磺胺甲噁唑	7.7	92.3	5.1	94.9	43.5	56.5	31.1	66.7

表 1-11 肠杆菌科细菌对抗菌药物的耐药率和敏感率（%）

抗菌药物	三级医院（n=43 203）		二级医院（n=22 665）	
	R	S	R	S
美罗培南	12.4	86.7	8.6	90.6
亚胺培南	13.1	85.0	8.9	89.5
阿米卡星	8.4	91.0	6.6	92.8
哌拉西林/他唑巴坦	14.2	81.5	9.9	86.1
头孢哌酮/舒巴坦	16.2	73.5	11.3	81.0
头孢吡肟	27.0	66.4	22.2	69.3
头孢他啶	30.6	66.5	27.5	70.1
环丙沙星	44.5	51.6	43.2	53.6

2. 不发酵糖革兰阴性杆菌

12 534株铜绿假单胞菌对美罗培南和亚胺培南的耐药率为20%～30%，对其他测试药物的耐药率多数为3.9%～27.4%。11 254株鲍曼不动杆菌对亚胺培南和美罗培南的耐药率均超过60%，该菌除对头孢哌酮-舒巴坦和米诺环素的耐药率低于45%外，对其他测试抗菌药物的耐药率均近50%或以上（表1-12）。洋葱伯克霍尔德菌对CLSI推荐的4种抗菌药物的耐药率＜20%。嗜麦芽窄食单胞菌对CLSI推荐的左氧氟沙星、米诺环素、复方磺胺甲噁唑高度敏感，耐药率均＜12%（表1-13）。

表 1-12 不发酵糖革兰阴性杆菌对抗菌药物的耐药率和敏感率（%）

抗菌药物	铜绿假单胞菌				鲍曼不动杆菌			
	三级医院（n=8 477）		二级医院（n=4 057）		三级医院（n=7 486）		二级医院（n=3 768）	
	R	S	R	S	R	S	R	S
亚胺培南	29.1	65.0	20.0	74.0	64.6	34.9	56.4	43.4
美罗培南	27.3	68.0	19.5	77.2	65.6	33.3	55.5	43.4

续 表

抗菌药物	铜绿假单胞菌				鲍曼不动杆菌			
	三级医院(n=8 477)		二级医院(n=4 057)		三级医院(n=7 486)		二级医院(n=3 768)	
	R	S	R	S	R	S	R	S
头孢吡肟	14.5	78.2	11.6	82.4	65.4	32.1	58.7	39.2
头孢他啶	16.0	76.5	13.6	79.0	65.4	31.1	58.8	36.9
氨曲南	27.4	50.4	20.6	60.4	—	—	—	—
头孢哌酮	23.7	58.0	17.1	67.1	—	—	—	—
头孢哌酮/舒巴坦	14.2	68.1	10.1	76.7	40.9	36.7	22.8	49.3
哌拉西林	18.0	69.0	13.8	75.1	71.8	17.4	63.2	29.4
哌拉西林/他唑巴坦	10.9	73.9	8.6	77.5	65.4	30.2	53.4	38.7
氨苄西林/舒巴坦	—	—	—	—	56.7	35.8	51.8	42.4
庆大霉素	12.1	82.9	9.5	85.4	61.3	36.0	53.3	44.8
阿米卡星	7.4	90.8	3.9	94.7	53.1	44.0	44.8	53.3
环丙沙星	20.4	73.4	19.9	73.6	68.0	31.5	60.9	38.5
复方磺胺甲噁唑	—	—	—	—	51.6	46.9	41.4	58.2
米诺环素	—	—	—	—	22.1	57.7	28.0	55.1

注:“—”表示数据缺失

表 1-13 不发酵糖革兰阴性杆菌对抗菌药物的耐药率和敏感率(%)

抗菌药物	洋葱伯克霍尔德菌				嗜麦芽窄食单胞菌			
	三级医院(n=311)		二级医院(n=78)		三级医院(n=3 043)		二级医院(n=847)	
	R	S	R	S	R	S	R	S
美罗培南	13.3	77.3	14.7	77.9	—	—	—	—
头孢他啶	13.2	81.1	6.7	89.3	—	—	—	—
头孢哌酮/舒巴坦[a]	—	—	—	—	20.3	53.1	28.0	43.4
哌拉西林/他唑巴坦[b]	9.1	88.5	1.7	91.5	—	—	—	—
左氧氟沙星	20.2	69.7	13.2	77.4	11.8	84.9	9.5	87.0

续 表

抗菌药物	洋葱伯克霍尔德菌				嗜麦芽窄食单胞菌			
	三级医院（n=311）		二级医院（n=78）		三级医院（n=3 043）		二级医院（n=847）	
	R	S	R	S	R	S	R	S
复方磺胺甲噁唑	6.6	91.3	14.5	85.5	6.4	91.9	7.2	91.7
米诺环素	8.9	73.6	5.1	78.0	2.1	94.7	3.2	92.6

注：[a]参考头孢哌酮对铜绿假单胞菌的判断标准；[b]参考哌拉西林/他唑巴坦铜绿假单胞菌的判断标准；“—”表示数据缺失

3. 其他革兰阴性菌

（1）流感嗜血杆菌：2 440株流感嗜血杆菌中成人分离株904株，儿童分离株1 536株；其中儿童株和成人株中β-内酰胺酶的检出率分别为61.2%和42.9%。儿童株和成人株对头孢噻肟、左氧氟沙星和阿奇霉素均较敏感，敏感率≥70%。成人株对氨苄西林、头孢呋辛和复方磺胺甲噁唑的耐药率均低于儿童株（表1-14）。

（2）卡他莫拉菌：1 060株卡他莫拉菌中成人分离株417株，儿童分离株643株。有β-内酰胺酶检测结果的998株卡他莫拉菌中产酶检出率95.1%，儿童株产酶检出率为97.5%，高于成人株的91.1%。卡他莫拉菌对阿莫西林/克拉维酸、头孢噻肟、环丙沙星、氯霉素和复方磺胺甲噁唑仍高度敏感，但对阿奇霉素有近40%的非敏感株。

表1-14 流感嗜血杆菌和卡他莫拉菌对抗菌药物的耐药率和敏感率（%）

抗菌药物	流感嗜血杆菌								卡他莫拉菌（n=1 060）	
	成人分离株				儿童分离株					
	三级医院（n=584）		二级医院（n=1 384）		三级医院（n=320）		二级医院（n=152）			
	R	S	R	S	R	S	R	S	R	S
氨苄西林	50.7	39.7	60.8	33.9	33.3	54.6	51.7	44.1	—	—
氨苄西林/舒巴坦	38.2	61.8	26.1	73.9	20.9	79.1	19.7	80.3	—	—

续 表

抗菌药物	流感嗜血杆菌								卡他莫拉菌(n=1 060)	
	成人分离株				儿童分离株					
	三级医院(n=584)		二级医院(n=1 384)		三级医院(n=320)		二级医院(n=152)			
	R	S	R	S	R	S	R	S	R	S
阿莫西林/克拉维酸	33.1	66.9	10.3	89.7	10.5	89.5	—	—	0.0	100.0
头孢呋辛	34.8	58.7	39.1	55.5	20.9	73.0	23.1	74.1	13.3	80.0
头孢噻肟	—	85.2	—	94.8	—	90.7	—	91.6	—	99.3
美罗培南	—	95.0	—	98.2	—	92.3	—	100.0	—	—
左氧氟沙星	—	92.9	—	99.3	—	83.0	—	91.5	—	—
环丙沙星	—	88.9	—	99.2	—	—	—	—	0.0	100.0
阿奇霉素	—	88.4	—	69.9	—	81.9	—	78.2	—	60.6
氯霉素	7.2	84.8	2.5	94.8	3.2	92.1	4.9	92.3	0.7	97.3
复方磺胺甲噁唑	44.6	54.6	63.0	36.2	42.1	52.8	53.5	45.1	1.4	95.3

注:“—”表示数据缺失

三、讨 论

近年来,根据CHINET中国细菌耐药监测网(China Antimicrobial Surveillance Network, www.chinets.com)细菌耐药监测结果显示,革兰阳性菌中MRSA检出率呈现下降趋势[4],但本组资料显示2018年MRSA的检出率仍为45.9%,文献报道MRSA菌血症病死率较MSSA明显提升[5],MRSA的治疗选择也相对较少。所幸的是本组资料显示上海地区仍未检出万古霉素和利奈唑胺耐药的金黄色葡萄球菌。万古霉素耐药屎肠球菌和利奈唑胺不敏感的粪肠球菌均已有检出,但两者均不足2%。利奈唑胺可应用于耐多药的结核菌治疗,有报道提示长期低剂量使用利奈唑胺后发生利奈唑胺耐药粪肠球菌尿路感染[6]。罕见耐药的菌种送至上海市细菌真菌耐药监测网组长单位中心实验室进行菌种复核以及万古霉素和利奈唑胺药敏确认复核，大多VRE为*vanA*基因型，确认检出部分利奈唑胺耐药菌株。未见有万古霉素和利奈唑胺同时耐药的菌株出现。2018年非脑脊液肺炎链球菌成人株和儿童株中PRSP（MIC≥2 μg/ml）检出率均不足10%，推荐测定MIC并根据指南选取合适的给药方案。肾功能正常的成人每4小时静注200万单位青霉素（每天1 200万单位）可用于治疗MIC≤2 μg/ml的非脑膜炎肺炎链球菌感染，但当MIC达到4 μg/ml时，剂量要达到1 800万～2 400万单位才能获得预期的疗效。值得注意的是脑膜炎患者青霉素折点较低，MIC≤0.06 μg/ml才被归为敏感，在治疗肺炎链球菌脑膜炎时应使用能够耐受的最大剂量，例如肾功能正常的成人至少每4小时静注300万单位[7]。孕产妇阴道往往定植β-溶血性链球菌，临床上围产期的孕产妇往往会接受青霉素、氨苄西林或头孢唑林治疗，以此来预防新生儿感染，若孕妇青霉素过敏风险高则会次选克林霉素，近年来CDC推荐对孕晚期的产妇进行β-溶血性链球菌筛查[8]，临床微生物应报告青霉素、万古霉素、红霉素、克林霉素以及D试验结果供临床制定合适的用药方案。

随着抗菌药物药代动力学/药效学（PK/PD）研究的深入，CLSI在细菌药敏试验方面不断引入新概念，如剂量依赖型敏感（SDD）和流行病学界值（ECV），并根据PK/PD和临床疗效的结果修订了肠杆菌科细菌对头孢菌素、碳青霉烯类、氟喹诺酮类药物的折点[1]。近年来抗菌药物研发也重新焕发生机，美国食品药品管理局（FDA）自2015年开始已经批准了多个抗革兰阴性菌感染的新药上市，其中包含多个酶抑制剂复合制剂，如头孢他啶/阿维巴坦、头孢洛扎/他唑巴坦、美罗培南/韦博巴坦等。头孢他啶/阿维巴坦对产KPC型碳青霉烯酶菌株抗菌活性较强，但对产金属酶菌株活性较差，而头孢洛扎/他唑巴坦对多重耐药铜绿假单胞菌有一定的抗菌作用。文献报道肠杆菌科细菌对碳青霉烯类的耐药机制最主要是细菌产生A类KPC型碳青霉烯酶或B类NDM等金属碳青霉烯酶[9]，但不同地域和不同菌种中碳青霉烯酶的分布各有特色。据国内一项多中心试验显示,肠杆菌科细菌总体对头孢他啶阿维巴坦的敏感率在94.6%,267株以产KPC型碳青霉烯为主的CR-kpn的敏感率达85%,但28株以产NDM型碳青霉烯酶为主的CR-eco的耐药率达71.4%[10]。因而CRE菌株的耐药型别对临床治疗选择起着至关重要的作用,临床微生物室在常规工作基础上应该加强对耐药细菌耐药表型和基因型的检测能力,在临床抗感染治疗和医院感染防控工作中起到积极的促进作用[11]。

综上所述,细菌耐药性问题日趋严重,已引起医疗机构从业人员和社会民众的广泛关注和国家行政部门的切实重视。持续做好细菌耐药性监测,关注主要临床分离菌对新老抗菌药物的耐药变迁,将有助于抗菌药物的合理运用和科学管理。

资讯分享:耐药监测数据在线平台“CHINET”数据云。

我国第一个细菌真菌细菌耐药监测数据在线共享平台“CHINET数据云”由复旦大学附属华山医院抗生素研究所负责开发,其目的在于分享更新的细菌真菌耐药监测数据,提升耐药监测数据的使用效率,为临床抗菌药物的合理使用提供及时的参考依据。目前“CHINET数据云”有电脑端和移动端,访问方式如下:

1. 电脑端

登录www.chinets.com,可以查看2005—2018年CHINET中国细菌耐药监测网最新数据,以及2018年上海市细菌真菌耐药监测网数据(图1-1)。点击系统页面中的抗菌药物或细菌名称或菌属名称,即可自动生成相应的细菌真菌耐药监测数据图。

2. 移动端

扫描以下微信小程序码(图1-2),点击左上角“CHINET数据云”即可进入移动端网站。目前移动端只包括2005—2018年CHINET中国细菌耐药监测网数据。点击页面中的抗菌药物或细菌名称或菌属名称,系统即可自动生成相应的细菌真菌耐药监测数据图(图1-3)。

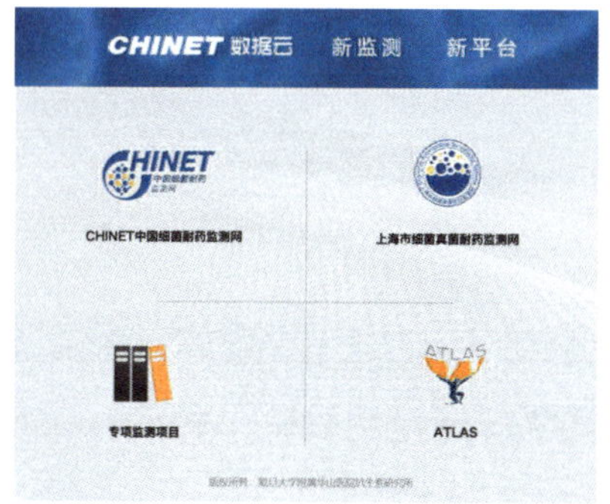

图 1-1 CHINET数据云平台首页

图 1-2 培立方微信小程序有“CHINET数据云”入口

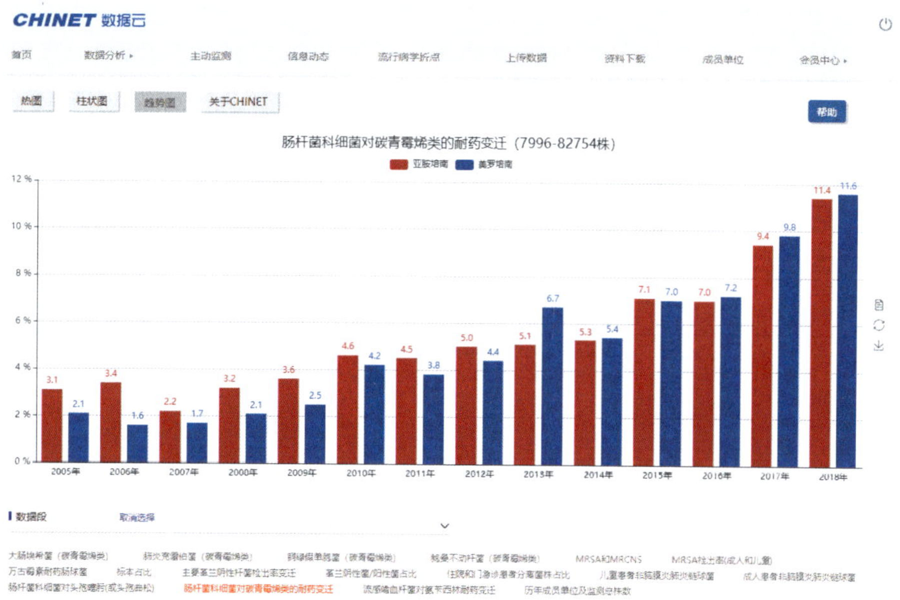

图 1-3 以肠杆菌科细菌为例，系统生成的监测数据

执笔人：杨洋，郭燕，郑永贵，胡付品，朱德妹，汪复

上海市细菌真菌耐药监测网

参考文献

[1] CLSI. Performance standards for antimicrobial susceptibility testing. 28th ed. CLSI supplement M100. Wayne, PA: Clinical and Laboratory Standards Institute; 2018.

[2] FAQs about choosing and implementing a CRE definition.Available from: https://www.cdc.gov/hai/organisms/cre/definition.html.

[3] 杨洋，郭燕，朱德妹，等.2018年上海市细菌耐药性监测[J].中国感染与化疗杂志，2019(2): 113–127.

[4] Hu F, Zhu D, Wang F, et al. Current status and trends of antibacterial resistance in China[J]. Clin Infect Dis, 2018, 67(Suppl 2): S128–S134.

[5] Cosgrove SE, Sakoulas G, Perencevich EN, et al. Comparison of mortality associated with methicillin-resistant and methicillin-susceptible Staphylococcus aureus bacteremia: a meta-analysis[J]. Clin Infect Dis, 2003, 36(1): 53–59.

[6] Baccani I, Antonelli A, Galano A, et al. Linezolid-resistant Enterococcus faecalis infection following prolonged low-dosage linezolid treatment for multidrug-resistant tuberculosis[J]. Clin Infect Dis, 2017, 65(12): 2159–2160.

[7] Weinstein MP, Klugman KP, Jones RN. Rationale for revised Penicillin susceptibility breakpoints versus Streptococcus pneumoniae: coping with antimicrobial susceptibility in an era of resistance[J]. Clin Infect Dis, 2009, 48(11): 1596–1600.

[8] Verani JR, Mcgee L, Schrag SJ. Prevention of perinatal group B streptococcal disease-revised guidelines from CDC, 2010[J]. MMWR Recomm Rep, 2010, 59(RR–10): 1–36.

[9] Nordmann P, Naas T, Poirel L. Global spread of Carbapenemase-producing Enterobacteriaceae[J]. Emerg Infect Dis, 2011, 17(10): 1791–1798.

[10] Yin D, Wu S, Yang Y, et al. Results from the China Antimicrobial Surveillance Network (CHINET) in 2017 of the in vitro activities of Ceftazidime-Avibactam and Ceftolozane-Tazobactam against clinical isolates of Enterobacteriaceae and Pseudomonas aeruginosa[J]. Antimicrob Agents Chemother, 2019, 63(4): e02431–18.

[11] 胡付品，朱德妹.我国细菌耐药监测工作需要进入2.0时代[J].中国感染与化疗杂志，2018，(2): 129–131.

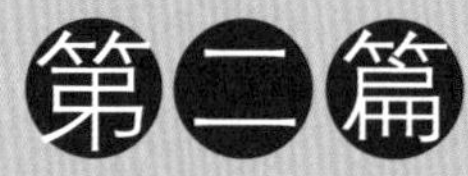

第二篇 抗菌药物临床应用监测报告

三 网 年 鉴

上海市细菌真菌耐药监测网
上海市抗菌药物临床应用监测网
上海市医院感染防控与监测网

2017年，向上海市抗菌药物临床应用监测网上报数据的三级医院有50家，二级医院有49家。截至2018年年底，向上海市抗菌药物临床应用监测网上报数据的三级医院有52家，二级医院增至57家。

从各家医院上报数据的完整性来看，多数医院存在不同程度的缺报、漏报、上报时间延迟现象。监测网单位的信息员等工作人员由于流动性较大，不能得到良好培训并掌握正确的上报流程，是造成数据不完整情况的主要原因。

从抗菌药物使用强度来看，上海市医疗机构2017年的平均使用强度为53.2，2018年为53.4，两年的平均使用强度基本持平，没有明显差异。但距达到40.0以下的目标尚有一定的距离，这和上海市医疗机构收治较多全国各地疑难病患者有一定关系。

《国家卫生计生委办公厅关于进一步加强抗菌药物临床应用管理遏制细菌耐药的通知（国卫办医发〔2017〕10号）》中强调了要强化碳青霉烯类抗菌药物以及替加环素等特殊使用级抗菌药物管理。2017年上海市医疗机构碳青霉烯类抗菌药物累计DDD数（DDDs）在所有抗菌药物中的占比为4.40%，到2018年占比下降到3.78%，降幅约为15.00%，这与碳青霉烯类抗菌药物管理趋严有关。

值得关注的是喹诺酮类药物，2017年抗菌药物DDDs为2 235 095；2018年，DDDs骤增至4 448 996，消耗量翻了近一倍。喹诺酮类抗菌药物在所有抗菌药物中的占比也从16.41%上升至27.77%，增幅近70.00%。

氟喹诺酮类药物具有一些不容忽视的不良反应。全身性使用氟喹诺酮类药物（包括片剂、胶囊、注射剂）可能导致患者发生涉及肌腱、肌肉、关节、神经系统和中枢神经系统损害的致残性或永久性严重不良反应。相关患者用药后发生严重不良反应的风险通常大于其获益。除了上述不良反应之外,氟喹诺酮类药物的广泛应用,还导致其对某些疾病的疗效明显下降,细菌耐药性不断上升。

2018年,根据上海市卫生健康委员会抗菌药物临床应用与管理专家委员会关于上海市"三网联动"工作安排的要求,上海市抗菌药物临床应用监测网工作组对三级医院、二级医院和社区医疗机构上报的抗菌药物使用信息进行汇总、分析,结果较完整地展现了上海市各级医疗机构抗菌药物应用现状。

一、2018年上海市三级医院抗菌药物临床使用数据与近年趋势

(一)资料与方法

1. 数据来源与样本抽样方法

数据来源:"上海市抗菌药物临床应用监测网"2018年1—12月上海市三级医院上报数据。

样本抽样方法:处方,每个医院随机抽取每月16日的成人普通门诊处方和急诊处方各100张,共计12个月;住院病历,每月11—20日出院的病例,按手术与非手术分为两组,每组由系统随机抽取15例。

2. 数据分类

为了进行系统比较,数据统计时,将所有三级医院、三级综合性医院、儿科、妇科和妇幼保健院等三级专科医院分别进行统计,并与全国监测网中的总体数据以及351家中心成员单位医院的数据进行比较。

以下的表格中,"全国"指全国监测网数据,"中心"指全国监测网351家中心成员单位医院,"三级"指上海市三级所有医院的平均值,"综合"

指上海市三级综合性医院,“儿科”指复旦大学附属儿科医院、上海交通大学医学院附属上海儿童医学中心(上海儿童医学中心)与上海交通大学附属儿童医院(上海市儿童医院),“妇科”指复旦大学附属妇产科医院,“妇幼”指上海交通大学医学院附属国际和平妇幼保健院(国际和平妇幼保健院)和同济大学附属第一妇婴保健院(上海市第一妇婴保健院)。

(二)结果

1. 门诊处方用药统计

上海市参与本网统计的三级医院共52家,其中门诊抗菌药物使用率最低的是妇幼保健医院,使用率为7.2%;最高的是儿科医院,使用率为28.6%;三级医院平均使用率为10.0%(表2-1)。

表2-1 门诊处方用药统计

项目	全国	中心	三级	综合	儿科	妇科	妇幼
门诊处方用药品种数(种)	2.2	2.1	2.0	2.0	2.6	1.7	1.4
处方用药费(元)	173.6	251.5	250.8	208.6	172.7	178.1	154.9
门诊处方抗菌药物使用率(%)	8.9	7.5	10.0	9.5	28.6	11.6	7.2
门诊使用注射药物百分率(%)	4.4	2.9	2.6	1.8	10.6	0.0	1.0

从门诊抗菌药物使用率来看,大多数医院都能达到国家卫生健康委“全国抗菌药物临床应用专项整治活动”的目标:门诊处方抗菌药物使用率低于20.0%,儿科医院低于25.0%。其中妇科和妇幼保健院明显低于平均水平。儿科医院的使用率远高于平均水平。儿科门诊的注射药物百分率高于平均水平。

2. 急诊处方用药统计

上海市三级医院急诊抗菌药物使用率最低的是妇幼保健医院,为16.6%;最高的是儿科医院,为41.6%;三级医院平均为36.9%(表2-2)。

表2-2 急诊处方用药统计

项目	全国	中心	三级	综合	儿科	妇科	妇幼
急诊处方用药品种数（种）	2.4	2.3	2.3	2.6	2.7	1.3	1.5
处方用药费（元）	—	134.2	163.0	161.4	131.6	77.6	101.7
急诊处方抗菌药物使用率（%）	22.7	22.8	36.9	36.6	41.6	29.2	16.6
急诊使用注射药物百分率（%）	33.6	39.0	40.7	43.5	19.1	1.9	15.1

注："—"表示数据缺失

根据国家卫生健康委的要求，急诊患者三级综合性医院的抗菌药物使用率低于40.0%，儿科医院低于50.0%，妇产科医院以及妇幼保健医院低于20.0%。其中妇科医院的抗菌药物使用率高于国家卫生健康委的标准。儿童急诊病例多，应用抗菌药物的途径多为静脉滴注给药。

3. 住院病例抗菌药物使用率

上海市2018年住院患者抗菌药物使用率最低的是妇科医院，为29.2%；最高的是儿科医院，为49.1%；平均为36.9%；手术组抗菌药物使用率平均为57.0%；非手术组抗菌药物使用率平均为21.5%，手术组抗菌药物使用率明显高于非手术组（表2-3）。

表2-3 住院患者抗菌药物使用情况（%）

项目	全国	中心	三级	综合	儿科	妇科	妇幼
抗菌药物使用百分率	40.4	36.5	36.9	36.0	49.1	29.2	41.6
手术组抗菌药物使用率	—	—	57.0	56.1	56.2	37.2	58.3
非手术组抗菌药物使用率	—	—	21.5	21.3	43.2	11.1	5.8

注："—"表示数据缺失

根据表2-3可见，上海市三级医院大多数都达到了国家卫生健康委对于三级医院住院患者抗菌药物使用率低于60.0%的要求。其中手术组的抗菌药物使用率明显高于非手术组，分析原因，非手术组抗菌药物的使用大多是用于治疗,而手术组抗菌药物的使用大多是用于围手术期的预防用药。

4. 住院病例抗菌药物用药疗程和使用品种数

2018年上海市三级医院住院患者抗菌药物平均使用天数最短的是妇科医院,为0.9 d,最长的是儿科医院,为5.8 d,平均为4.2 d;手术组的平均用药时间比非手术组短。住院患者抗菌药物使用品种数最多的是儿科医院,为1.6种,最少的是妇幼保健院,为1.3种,平均为1.4种(表2-4)。

表 2-4 住院患者用药疗程和用药品种数

项目	全国	中心	三级	综合	儿科	妇科	妇幼
抗菌药物平均使用天数(d)	4.6	4.6	4.2	4.2	5.8	0.9	1.3
手术组抗菌药物平均使用天数(d)	—	—	3.3	3.2	4.5	0.7	1.2
非手术组抗菌药物平均使用天数(d)	—	—	6.9	7.0	7.5	1.6	2.3
抗菌药物平均使用品种数(种)	1.2	1.3	1.4	1.4	1.6	1.4	1.3
手术组抗菌药物平均使用品种数(种)	—	—	1.3	1.3	1.5	1.4	1.3
非手术组抗菌药物平均使用品种数(种)	—	—	1.5	1.6	1.7	1.5	1.2

注:"—"表示数据缺失

5. 抗菌药物联合用药情况

2018年上海市三级医院住院患者抗菌药物联合用药率最低的是妇幼保健院,为12.6%;最高的是儿科医院,为29.9%;平均为23.0%,手术组为17.0%,非手术组为27.6%(表2-5)。

表 2-5 住院患者抗菌药物联合用药率(%)

项目	全国	中心	三级	综合	儿科	妇科	妇幼
抗菌药物联合用药率	16.3	19.5	23.0	23.0	29.9	24.8	12.6
手术组联合用药率	—	—	17.0	14.9	24.8	31.3	16.2
非手术组联合用药率	—	—	27.6	29.0	34.1	10.0	4.8

注:"—"表示数据缺失

6. 围手术期抗菌药物使用情况

手术预防用药只统计Ⅰ类切口手术，手术预防用药率：Ⅰ类切口手术预防用药率为37.9%。Ⅰ类切口手术平均预防用药时间为26.4 h。手术预防用药时机方面，Ⅰ类切口手术术前0.5～2.0 h给药百分比为57.3%。Ⅰ类切口手术预防用药联合使用率为23.0%（表2-6）。

表2-6　围手术期Ⅰ类切口手术抗菌药物用药情况

项目	全国	中心	三级	综合	儿科	妇科	妇幼
预防使用抗菌用药使用率（%）	39.3	41.8	37.9	40.2	42.4	1.9	16.5
手术抗菌药物平均天数（d）	1.4	1.4	1.1	1.0	2.4	0.0	0.2
术前0.5～2.0 h给药百分比（%）	51.1	56.5	57.3	55.7	85.1	100.0	81.0
预防使用抗菌药物联合使用率（%）	24.2	26.0	23.0	22.8	38.1	1.9	9.4

注：Ⅰ类切口手术前0.5～2.0 h内给药百分比计算公式：

Ⅰ类切口手术前0.5～2.0 h内给药例数（J）/Ⅰ类切口手术预防用抗菌药物总例数（H）×100%

根据《卫生部办公厅关于继续深入开展全国抗菌药物临床应用专项整治活动的通知（卫办医政发〔2012〕32号）》第六条规定："住院患者手术预防使用抗菌药物时间控制在术前30 min至2 h（剖宫产手术除外），抗菌药物品种选择和使用疗程合理。Ⅰ类切口手术患者预防使用抗菌药物比例不超过30.0%，Ⅰ类切口手术患者预防使用抗菌药物时间不超过24 h。"根据表2-6所示，上海市三级医院除妇科和妇幼保健院外，大多数医院皆超过了上述通知所制订的抗菌药物使用率低于30.0%的标准。术前0.5～2.0 h给药的百分比是57.3%，抗菌药物预防使用率是37.9%。

7. 抗菌药物累计DDD数（DDDs）

DDDs表示每一种药物的年消耗量除以该药的DDD值，即累计DDD数。各类抗菌药物DDDs见表2-7，各种抗菌药物DDDs见表2-8。

表 2-7 各类抗菌药物累计 DDD 数

抗菌药物类别	累计 DDD 数	占比（%）
喹诺酮类	3 726 140.0	30.31
二代头孢菌素	1 745 456.0	14.20
三代头孢菌素	1 417 986.0	11.53
大环内酯类	1 023 276.0	8.32
硝咪唑类	977 831.0	7.95
抗真菌药	592 056.2	4.82
碳青霉烯类	455 934.8	3.71
青霉素类 + 酶抑制剂	390 718.4	3.18
头孢菌素类 + 酶抑制剂	336 513.8	2.74
一代头孢菌素	294 383.9	2.39
四代头孢菌素	292 895.1	2.38
青霉素类	283 614.2	2.31
其他类	140 807.1	1.15
糖肽类	132 269.7	1.08
氨基糖苷类	121 354.6	0.99
其他 β-内酰胺类	97 584.0	0.79
磷霉素类	83 828.5	0.68
四环素类	72 205.5	0.59
林可胺类	60 603.9	0.49
磺胺类药及增效剂	47 510.0	0.39
β-内酰胺酶抑制剂	1 620.0	0.01
青霉素类复方制剂	170.3	0.00

表 2-8 各种抗菌药物累计 DDD 数

药品名称	累计 DDD 数
莫昔沙星	1 861 413.0
左氧氟沙星	1 807 559.0

续 表

药品名称	累计 DDD 数
奥硝唑	730 541.1
头孢呋辛(酯)	698 280.3
阿奇霉素	607 640.3
头孢替安	477 977.0
头孢哌酮/舒巴坦	331 581.2
头孢地尼	305 851.5
克拉霉素	302 604.4
头孢曲松	295 981.7
伏立康唑	288 930.6
美罗培南	288 885.6
头孢吡肟	287 114.9
头孢克洛	272 037.5
头孢他啶	265 513.4
甲硝唑	216 220.4
氟康唑	196 343.2
头孢美唑	162 938.8
头孢西丁	153 591.4
头孢唑林	146 322.1
头孢克肟	137 787.9
头孢丙烯	115 503.0
利奈唑胺	114 773.3
哌拉西林/他唑巴坦	114 539.5
亚胺培南/西司他丁	112 518.3
阿莫西林/克拉维酸	109 655.5
头孢唑肟	96 170.5

续 表

药品名称	累计 DDD 数
地红霉素	93 762.3
头孢噻肟	79 652.1
万古霉素	78 659.1
头孢拉定	75 721.8
氨苄西林/舒巴坦	74 932.8
青霉素	70 980.3
阿莫西林	62 037.2
克林霉素	60 602.6
头孢米诺	58 865.2
磷霉素	56 447.6
美洛西林	55 981.8
拉氧头孢	50 973.7
庆大霉素	49 798.6
阿莫西林/舒巴坦	48 928.5
氨曲南	46 164.3
复方磺胺甲噁唑	45 213.8
普鲁卡因青霉素	42 443.3
替考拉宁	39 088.0
伊曲康唑	37 957.8
比阿培南	33 841.8
卡泊芬净	29 842.6
头孢硫脒	28 233.8
依替米星	27 862.8
美洛西林/舒巴坦	26 357.7
磺苄西林	24 959.7

续 表

药品名称	累计 DDD 数
米诺环素	24 659.6
环丙沙星	24 290.0
头孢哌酮	23 341.5
氟氯西林	23 144.5
异帕米星	22 917.5
帕珠沙星	22 333.0
阿米卡星	20 744.5
法罗培南	18 492.8
哌拉西林/舒巴坦	16 021.6
去甲万古霉素	14 225.1
多西环素	14 158.0
头孢噻吩	13 761.3
特比奈芬	10 927.0
诺氟沙星	9 872.3
头孢尼西	9 608.2
红霉素	9 207.0
头孢孟多	9 111.8
克霉唑	6 840.0
两性霉素 B 脂质体	6 708.1
头孢氨苄	6 441.8
乙酰麦迪霉素	6 078.0
头孢匹罗	5 780.2
氟胞嘧啶	3 783.1
阿洛西林	3 087.6
复方磺胺甲噁唑	2 296.3

续 表

药品名称	累计 DDD 数
厄他培南	2 196.0
两性霉素 B	1 806.4
舒巴坦	1 620.0
环酯红霉素	1 462.8
罗红霉素	1 306.8
琥乙红霉素	1 214.3
头孢羟氨苄	1 085.5
头孢地嗪	821.9
氧氟沙星	546.5
匹美西林	533.3
苄星青霉素	446.4
氟氧头孢	446.0
多粘菌素 B	297.7
替卡西林/克拉维酸	282.7
夫西地酸	265.8
头孢哌酮/他唑巴坦	212.5
阿莫西林/氟氯西林	170.3
加替沙星	126.0
利福霉素	41.7
磷霉素/甲氧苄啶	33.3
链霉素	31.0
头孢泊肟	15.0
制霉菌素	10.0
头孢匹林	9.0
土霉素	6.8
林可霉素	1.3

药品名称	累计DDD数
妥布霉素	0.3
帕尼培南	0.2
麦迪霉素	0.1

根据表2-7，可见DDDs排行中，占据前5位的分别为喹诺酮类、二代头孢菌素、三代头孢菌素、大环内酯类和硝咪唑类。从表2-8可见，用量较大的抗菌药物依次为莫昔沙星、左氧氟沙星、奥硝唑、头孢呋辛（酯）等。值得注意的是喹诺酮类抗菌药物消耗量占比由2017年的18.27%上升至2018年的30.31%。氟喹诺酮类药物具有一些严重不良反应，近年来氟喹诺酮类药物的细菌耐药性不断上升，导致其对某些疾病的疗效明显下降。

8. 抗菌药物使用强度

抗菌药物使用强度是测算住院人群暴露于抗菌药物的广度和深度的一项重要指标，准确反映抗菌药物的消耗情况，可以在不同区域间、不同时间区间上进行横向或纵向的比较。由表2-9可见，上海市三级医院的抗菌药物使用强度明显高于全国平均水平，较2017年也有上升趋势。

$$\text{年度抗菌药物使用强度} = \frac{\text{DDDs}}{\text{年平均住院日} \times \text{年出院患者人数}} \times 100$$

表2-9 抗菌药物使用强度

医院类别	全国	中心	三级
2017年抗菌药物使用强度	43.5	47.4	53.1
2018年抗菌药物使用强度	43.7	47.3	54.1

大多数医院的抗菌药物使用强度都在40.0以上，离专项整治目标有一定距离。在继续加强行政管理的同时，也需要积极的医疗技术干预措施：①严格掌握抗菌药物用药指征，降低用药率；②严格掌握联合用药指征，

杜绝大包围、重复用药；③ 严格掌握停药指征，按治疗疗程用药；④ 严格管理手术预防用药时机，进一步缩短手术预防用药时间；⑤ 规范用药剂量与给药间隔，禁止擅自加大剂量用药。各医疗机构通过一系列精细化的管理措施可以逐步降低抗菌药物使用强度。

另外，上海市三级医院抗菌药物使用强度居高不下，也与上海市三级医院面向全国的患者，治疗全国各地、各种严重感染患者数量多有关。

9. 上海市三级医院监测数据近年来的发展趋势

（1）门诊抗菌药物使用趋势：2014—2018年，上海市三级医疗机构的门诊抗菌药物处方使用率高峰为11.2%，低谷为9.5%，呈明显下降的趋势。2016—2017年则呈现上升的趋势，到2018年略有回落（图2-1）。

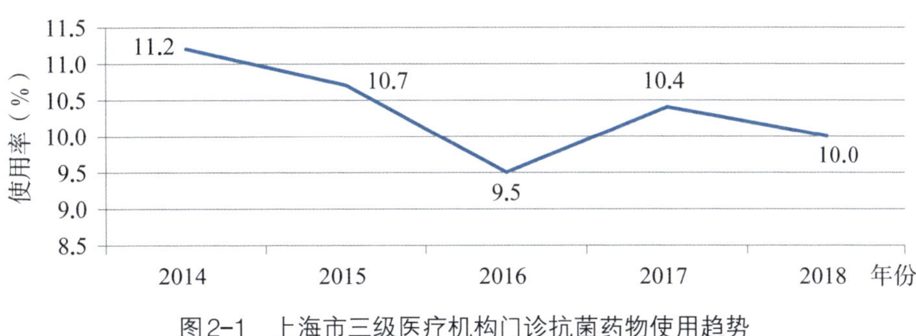

图2-1 上海市三级医疗机构门诊抗菌药物使用趋势

（2）Ⅰ类切口手术预防使用抗菌药物使用趋势：2014—2018年，上海市三级医疗机构Ⅰ类切口手术预防使用抗菌药物使用率高峰为37.9%，低谷为35.2%，在一个明显的下降趋势后，持续回升（图2-2）。近5年来，Ⅰ类切口手术预防使用抗菌药物使用率下降后又回升至原有水平，与专项整治所规定的不超过30%的目标有一定差距。

（3）住院患者抗菌药物使用趋势：2014—2018年，上海市三级医疗机构住院患者抗菌药物使用率高峰为40.0%，低谷为34.5%，稳步下降，2017—2018年有明显上升趋势（图2-3）。近5年，上海市三级医疗机构基本都能达到专项整治所规定的住院患者抗菌药物使用率低于60.0%。

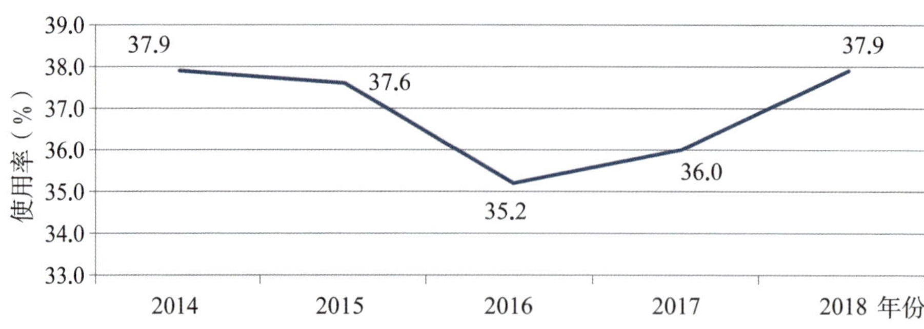

图2-2　上海市三级医疗机构Ⅰ类切口手术预防抗菌用药使用趋势

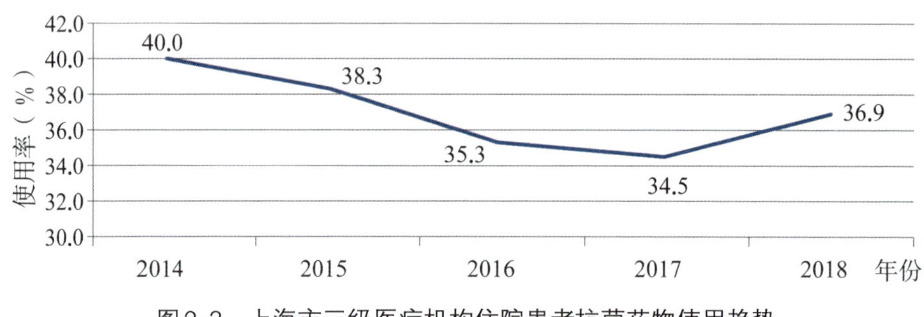

图2-3　上海市三级医疗机构住院患者抗菌药物使用趋势

（4）抗菌药物使用强度趋势：2014—2018年，上海市三级医疗机构的抗菌药物使用强度为50.6～54.1，呈现上升的趋势（图2-4）。近5年来上海市三级医疗机构抗菌药物使用强度普遍都高于专项整治所规定的40.0以下的标准。由此可见，上海市三级医疗机构抗菌药物合理应用的管理还有待加强。

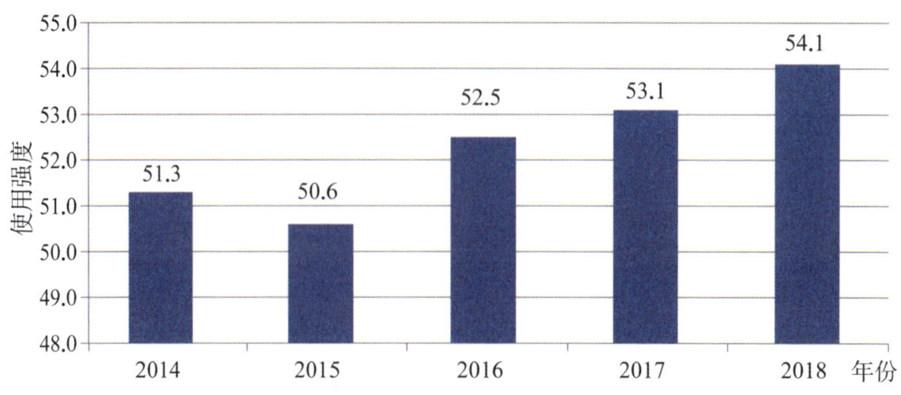

图2-4　上海市三级医疗机构抗菌药物使用强度趋势

（5）碳青霉烯类抗菌药物消耗量变化：2014—2018年，上海市三级医疗机构碳青霉烯类抗菌药物DDDs占全部抗菌药物的3.44%～4.14%，使用量明显增多，2017—2018年，呈明显下降趋势（图2-5）。

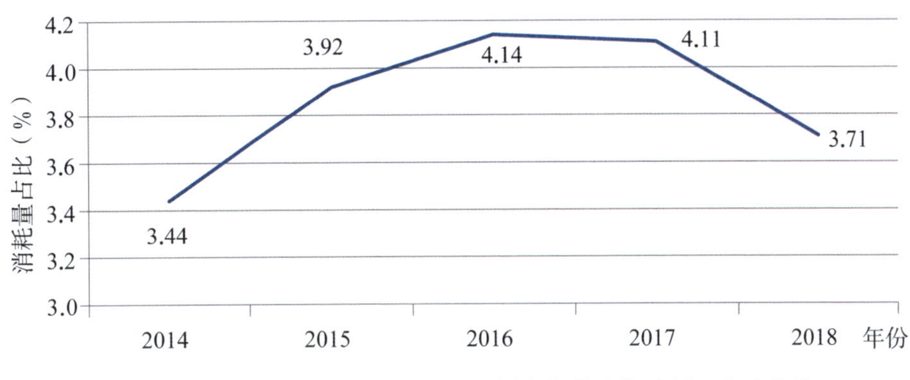

图2-5 上海市三级医疗机构碳青霉烯类抗菌药物消耗量占比趋势

碳青霉烯类抗菌药物用于治疗严重感染，近年来该类抗菌药物耐药菌株的出现和蔓延使临床抗感染治疗面临着前所未有的严峻挑战。在努力研发新的抗菌药物的同时，更重要的是探讨如何在临床工作中合理应用碳青霉烯类抗菌药物，能最大限度地延缓碳青霉烯类抗生素耐药性的发展。

（6）上海市三级医疗机构碳青霉烯类药物使用情况：碳青霉烯类抗菌药物被誉为“最后一道防线”，在大多数情况下耐受性良好，不良反应发生率较低，是一种安全性较高的广谱、强效抗菌药物。近年来，随着细菌耐药性的快速发展，耐碳青霉烯抗菌药物细菌也逐渐开始在全球蔓延，给临床抗感染治疗提出了新的挑战。

表2-10是上海市各三级医疗机构2018年抗菌药物DDDs和碳青霉烯类抗菌药物DDDs。除去数据不完整的医疗结构，碳青霉烯类抗菌药物消耗量占比超过4%的医疗机构约占50%。由此可见，上海市三级医疗机构使用碳青霉烯类抗菌药物的现状不容乐观，不仅加大了患者的医疗负担，还有增强耐药性的可能。

表2-10 上海市三级医疗机构碳青霉烯类抗菌药物消耗量情况

医院名称	抗菌药物累计DDD数	碳青霉烯类累计DDD数
海军军医大学第二附属医院（上海长征医院）	169 511	6 649
海军军医大学第一附属医院（上海长海医院）	491 605	1 142
复旦大学附属儿科医院	130 503	12 786
复旦大学附属妇产科医院	98 417	2 604
复旦大学附属公共卫生临床中心（上海市公共卫生临床中心）	240 603	20 560
复旦大学附属华东医院	194 148	19 208
复旦大学附属华山医院	222 235	32 499
复旦大学附属金山医院	27 283	2 335
复旦大学附属上海市第五人民医院	119 643	5 332
复旦大学附属眼耳鼻喉科医院	42 412	306
复旦大学附属中山医院	408 167	73 344
复旦大学附属肿瘤医院	125 071	5 255
上海交通大学附属第六人民医院（上海市第六人民医院）	449 344	19 745
上海交通大学附属第六人民医院东院（上海市第六人民医院东院）	1 360 092	17 552
上海交通大学附属第一人民医院（上海市第一人民医院）	280 417	14 606
上海交通大学附属儿童医院（上海市儿童医院）	260 362	23 908
上海交通大学附属胸科医院（上海胸科医院）	102 489	5 329
上海交通大学医学院附属第九人民医院（上海第九人民医院）	3 053 420	122
上海交通大学医学院附属国际和平妇幼保健院（国际和平妇幼保健院）	44 036	245

续 表

医院名称	抗菌药物累计DDD数	碳青霉烯类累计DDD数
上海交通大学医学院附属仁济医院（上海仁济医院）	359 497	24 252
上海交通大学医学院附属瑞金医院（上海瑞金医院）	473 464	47 084
上海交通大学医学院附属上海儿童医学中心（上海儿童医学中心）	140 588	15 836
上海交通大学医学院附属新华医院（上海新华医院）	399 946	15 891
上海交通大学医学院附属新华医院崇明分院（上海新华医院崇明分院）	1 322 835	58 366
上海市宝山区中西医结合医院	136 874	2 787
上海市第七人民医院	91 992	1 892
上海市奉贤区中心医院	1 093 989	4 016
上海市皮肤病医院	25 140	14
上海市普陀区中心医院	54 713	1 243
上海市长宁区光华中西医结合医院	31 193	389
上海市中西医结合医院	167 376	4 946
上海中医药大学附属龙华医院（上海龙华医院）	73 241	5 280
上海中医药大学附属市中医医院（上海市中医医院）	76 344	4 021
上海中医药大学附属曙光医院（上海曙光医院）	88 872	3 112
上海中医药大学附属岳阳中西医结合医院（上海岳阳中西医结合医院）	224 992	10 886
同济大学附属第十人民医院（上海市第十人民医院）	744	—
同济大学附属第一妇婴保健院（上海市第一妇婴保健院）	110 951	2 302

续 表

医院名称	抗菌药物累计DDD数	碳青霉烯类累计DDD数
同济大学附属东方医院（上海市东方医院）	178 459	16 940
同济大学附属同济医院（上海市同济医院）	320 271	13 070
同济大学附属杨浦医院（上海市杨浦区中心医院）	92 271	8 897
中国人民解放军第85医院	88 013	6 515

注："—"表示数据缺失；按各医疗机构拼音排序，其中，某些医院因为数据缺失，没有列入本表中

二、2018年上海市二级医院抗菌药物临床使用数据与近年趋势

（一）资料与方法

1. 数据来源与样本抽样方法

数据来源："上海市抗菌药物临床应用监测网"2018年1—12月上海市二级医院上报数据。

样本抽样方法：处方：每家医院随机抽取每月16日的成人普通门诊处方100张，共计12个月；住院病历：每月11—20日出院的病例，按手术与非手术分为两组，每组由系统随机抽取15例。

2. 数据剔除方法

按上海市抗菌药物临床应用监测网的统计指标，未能按要求完整填报的个别单位予以剔除。

3. 数据分类

上海市二级医疗机构参与上海市抗菌药物临床应用监测网数据上报的共57家，其中36家综合性医院，4家妇幼保健院（中心），9家中医医院。

为了进行系统比较，数据统计时，将上海市所有二级医院[二级综合性医院、妇幼保健院（中心）及中医专科医院等二级专科医院]进行了分别统计，同时与监测网上全国数据，以及中心192家医院的数据进行了对照。

以下的表格中，“全国”代表全国数据，“中心”指中心192家医院，“二级”指上海市二级所有医院，“综合”指上海市二级综合性医院；“妇幼”指上海市长宁区妇幼保健院、上海市普陀区妇幼保健院、上海市黄浦区妇幼保健院、上海市嘉定区妇幼保健院；“中医”指下列医院：上海市黄浦区中西医结合医院、上海市普陀区中医医院、上海市嘉定区中医医院、上海市浦东新区光明中医医院、上海市浦东新区中医医院、上海市金山区中西医结合医院、上海市松江区方塔中医医院、上海市奉贤区中医医院、上海市天山中医医院。

（二）结果

1. 门诊处方用药统计

据表2-11可见，上海市二级医院中，门诊抗菌药物使用率均超过全国平均水平，平均为10.1%，较2017年有所上升，涨幅达11.2%。从门诊抗菌药物使用率来看，大多数医院都能达到国家卫生健康委的目标：门诊处方抗菌药物使用率低于20.0%。

表2-11 门诊处方用药统计

项目	全国	中心	二级	综合	妇幼	中医
门诊处方用药品种数（种）	2.2	2.1	2.0	2.1	1.7	2.1
处方用药费（元）	173.5	251.5	165.7	174.8	143.0	140.7
门诊处方抗菌药物使用率（%）	8.9	7.5	10.1	10.3	8.8	9.8
就诊使用注射药物百分率（%）	4.4	2.6	2.7	2.8	0.1	3.3

2. 急诊处方用药统计

上海市二级医疗机构急诊抗菌药物使用率平均值为35.2%，为全国急诊处方抗菌药物使用率的1.55倍，其中，急诊处方抗菌药物使用率最低的是妇幼保健医院，为6.6%，最高的是中医医院，为32.6%。根据国家卫生健康委的要求，急诊患者三级综合性医院的抗菌药物使用率应低于40.0%，妇产科医院以及妇幼保健医院低于20.0%（表2–12）。大多数医院都能达到国家卫生健康委的要求。其中中医医院急诊抗菌药物使用率最高。从急诊总体用药情况看，用药品种数与2017年持平，处方用药费、急诊处方抗菌药物使用率、就诊使用注射药物百分率均有小幅下降，但变化不大，用药情况分布与2017年类似。

表2–12　急诊处方用药统计

项目	全国	中心	二级	综合	妇幼	中医
急诊处方用药品种数（种）	2.4	2.3	2.6	2.6	1.1	2.6
处方用药费（元）	100.4	134.2	152.2	158.0	75.1	129.9
急诊处方抗菌药物使用率（%）	22.7	22.8	35.2	34.6	6.6	37.9
就诊使用注射药物百分率（%）	33.6	39.0	36.1	37.0	1.3	32.6

3. 住院患者抗菌药物使用率

统计结果显示，2018年上海市二级医疗机构住院患者抗菌药使用率最低的是综合性医院，为36.7%；最高的是妇幼保健医院，为46.9%；平均为38.1%，略低于全国平均水平。手术组抗菌药物使用率平均为57.3%；非手术组抗菌药物使用率平均为26.6%，手术组抗菌药物使用率明显高于非手术组。大多数上海市二级医院都达到了国家卫生健康委对于二级医院住院患者抗菌药物使用率低于60.0%的要求。其中仍然是妇幼保健医院抗菌药物使用率最高（表2–13）。

表 2-13 住院患者抗菌药物使用情况（%）

项目	全国	中心	二级	综合	妇幼	中医
抗菌药物使用百分率	40.4	36.5	38.1	36.7	46.9	43.3
手术组抗菌药物使用率	—	—	57.3	57.7	56.9	55.6
非手术组抗菌药物使用率	—	—	26.6	26.2	7.7	37.9

注："—" 表示数据缺失

4. 住院患者抗菌药物用药疗程和使用品种数

2018年上海市二级医疗机构住院患者抗菌药物平均使用天数最短的是妇幼保健院，为0.8 d，最长的是中医医院，为5.4 d，平均为4.4 d；手术组的平均用药时间比非手术组短。住院患者抗菌药物使用品种数最少的是妇幼保健院，为1.1种，平均为1.4种（表2-14）。

表 2-14 住院患者抗菌药物用药疗程和用药品种数

项目	全国	中心	二级	综合	妇幼	中医
抗菌药物平均使用天数（d）	4.6	4.6	4.4	4.5	0.8	5.4
手术组抗菌药物平均使用天数（d）	—	—	2.6	2.8	0.5	3.2
非手术组抗菌药物平均使用天数（d）	—	—	8.2	8.3	3.4	8.2
抗菌药物平均使用品种数（种）	1.2	1.3	1.4	1.4	1.1	1.3
手术组抗菌药物平均使用品种数（种）	—	—	1.3	1.4	1.1	1.1
非手术组抗菌药物平均使用品种数（种）	—	—	1.5	1.5	1.3	1.4

注："—" 表示数据缺失

5. 抗菌药物联合用药情况

2018年上海市二级医院住院患者抗菌药物联合用药率最低的是妇幼保健院，为13.3%；最高的是综合性医院，为22.3%；平均为21.2%，超过全国平均水平但较2017年均有升高。手术组抗菌药物联合用药率为12.9%，非手术组为26.1%，提示治疗用抗菌药物联用较多（表2-15）。

表 2-15 住院患者抗菌药物联合用药率（%）

项目	全国	中心	二级	综合	妇幼	中医
抗菌药物联合用药率	16.3	19.5	21.2	22.3	13.3	20.7
手术组联合用药率	—	—	12.9	14.0	14.4	6.7
非手术组联合用药率	—	—	26.1	26.5	9.1	26.8

注："—" 表示数据缺失

6. 围手术期抗菌药物使用情况

手术预防用药只统计Ⅰ类切口手术，手术预防用药率：Ⅰ类切口手术预防用药率为37.1%。Ⅰ类切口手术平均预防用药时间为19.2 h。手术预防用药时机方面，Ⅰ类切口手术术前0.5～2.0 h给药百分比为59.2%。Ⅰ类切口手术预防用药联合使用率为18.5%（表2-16）。上海市二级医院除妇幼保健院和中医医院外，大多数医院都超过国家卫生健康委所规定的Ⅰ类切口手术患者预防使用抗菌药物比例不超过30.0%的要求，应予以重视，加强控制。

表 2-16 围手术期抗菌药物用药情况

项目	全国	中心	二级	综合	妇幼	中医
预防使用抗菌药物使用率（%）	39.3	41.8	37.1	38.8	17.9	27.3
手术抗菌药物平均天数（d）	1.4	1.4	0.8	0.8	0.4	0.6
术前0.5～2.0 h给药百分比（%）	51.1	56.5	59.2	60.7	41.2	44.0
预防使用抗菌药物联合使用率（%）	24.2	26.0	18.5	19.9	5.3	9.3

7. 抗菌药物DDDs

上海市二级医院中，2018年第一季度统计了42家医院，第二季度统计了39家医院，第三季度统计了43家医院，第四季度统计了31家医院。各类抗菌药物DDDs（表2-17）中占据前5位的分别为三代头孢菌素、二代头孢菌素、喹诺酮类、四代头孢菌素和大环内酯类抗生素。各种抗菌药物用量较大者依次为左氧氟沙星、头孢呋辛(酯)、头孢他啶、莫昔沙星、头孢吡肟等(表2-18)。

表 2-17 各类抗菌药物累计 DDD 数

抗菌药物类别	累计DDD数	占比(%)
三代头孢菌素	804 087	21.56
二代头孢菌素	737 560	19.78
喹诺酮类	722 856	19.39
四代头孢菌素	202 075	5.42
大环内酯类	174 172	4.67
青霉素类 + 酶抑制剂	165 868	4.45
硝咪唑类	159 309	4.27
一代头孢菌素	153 332	4.11
碳青霉烯类	149 740	4.02
青霉素类	123 652	3.32
氨基糖苷类	79 003	2.12
抗真菌药	67 222	1.80
其他 β-内酰胺类	56 996	1.53
头孢菌素类 + 酶抑制剂	48 449	1.30
糖肽类	21 921	0.59
四环素类	19 669	0.53
林可胺类	13 544	0.36
其他类	11 652	0.31
磺胺类药及增效剂	9 910	0.27
磷霉素类	7 814	0.21
β-内酰胺酶抑制剂	8	0.00

表 2-18 各种抗菌药物累计 DDD 数

药品名称	累计 DDD 数
左氧氟沙星	473 441
头孢呋辛(酯)	258 542
头孢他啶	244 258
莫昔沙星	215 253
头孢吡肟	195 266
头孢西丁	158 586
头孢唑肟	155 302
头孢丙烯	126 396
头孢替安	125 785
头孢唑林	124 313
阿奇霉素	121 984
头孢克洛	118 548
头孢美唑	107 952
美罗培南	102 396
头孢曲松	86 849
甲硝唑	80 892
奥硝唑	72 324
阿莫西林	54 035
头孢噻肟	53 300
头孢克肟	53 156
头孢哌酮/舒巴坦	48 220
依替米星	47 322
克拉霉素	46 621
氟康唑	45 492
美洛西林/舒巴坦	42 650

续 表

药品名称	累计DDD数
阿莫西林/克拉维酸	39 657
头孢地尼	39 567
哌拉西林/他唑巴坦	36 913
拉氧头孢	32 323
帕珠沙星	28 891
亚胺培南/西司他丁	28 359
氨曲南	24 673
庆大霉素	24 408
阿莫西林/舒巴坦	22 232
氟氯西林	20 881
万古霉素	19 331
哌拉西林/舒巴坦	18 955
头孢拉定	18 326
比阿培南	17 853
青霉素	17 102
美洛西林	16 843
伏立康唑	14 387
克林霉素	13 538
磺苄西林	11 217
头孢米诺	11 004
多西环素	10 595
复方磺胺甲噁唑	9 805
利奈唑胺	7 248
头孢匹罗	6 809
磷霉素	5 954

续 表

药品名称	累计DDD数
头孢氨苄	5 917
氨苄西林/舒巴坦	5 461
阿米卡星	5 193
卡泊芬净	4 203
头孢硫脒	3 907
阿洛西林	3 341
诺氟沙星	2 887
米诺环素	2 418
罗红霉素	2 155
头孢哌酮	2 065
异帕米星	1 951
氧氟沙星	1 939
替考拉宁	1 846
红霉素	1 779
伊曲康唑	1 536
地红霉素	839
厄他培南	795
乙酰麦迪霉素	780
去甲万古霉素	739
头孢匹林	715
特比奈芬	715
替硝唑	611
氟胞嘧啶	593
环丙沙星	445
法罗培南	337

续 表

药品名称	累计DDD数
头孢尼西	337
苄星青霉素	233
头孢噻吩	137
链霉素	119
复方磺胺甲噁唑	106
两性霉素B	101
两性霉素B脂质体	29
头孢羟氨苄	17
环酯红霉素	15
妥布霉素	11
舒巴坦	8
林可霉素	7
多粘菌素B	6

综上所述，喹诺酮类抗菌药物的DDDs占所有抗菌药物的19.39%，左氧氟沙星的DDDs更是在各种抗菌药物中排第一名，莫昔沙星的DDDs也进入抗菌药物排行前5名。结合上海市所有医院2016—2018年的数据来看，无论是三级医院、二级医院还是社区医疗机构，喹诺酮类抗菌药物的DDDs均在各类抗菌药物的DDDs中排行前3名，说明喹诺酮类抗菌药物使用量大是普遍存在的问题，2018年有更加增大的趋势。《卫生部办公厅关于抗菌药物临床应用管理有关问题的通知（卫办医政发〔2009〕38号）》规定要严格控制该类药物的临床应用。条件许可的情况下，逐步实现参照药敏试验结果或地区细菌耐药监测结果选用该类药物。外科手术中更应严格控制作为围手术期的预防用药。

8. 抗菌药物使用强度

由表2-19可见，上海市二级医院的抗菌药物使用强度明显高于全国平均水平，较2017年略有下降。剔除部分抗菌药物使用强度数据不全的医院，剩余21家医院中，13家医院抗菌药物使用强度在40.0以上，部分甚至远远超出，没有达到专项整治目标要求。

表2-19 抗菌药物使用强度

项目	全国	中心	二级
2017年抗菌药物使用强度	43.5	47.4	53.8
2018年抗菌药物使用强度	43.7	47.3	51.8

9. 近年来上海市二级医院监测数据的发展趋势

(1)门诊抗菌药物使用趋势：2014—2018年，上海市二级医疗机构的门诊抗菌药物处方使用率高峰为11.2%，低谷为10.1%。总体呈现一个下降的趋势(图2-6)。

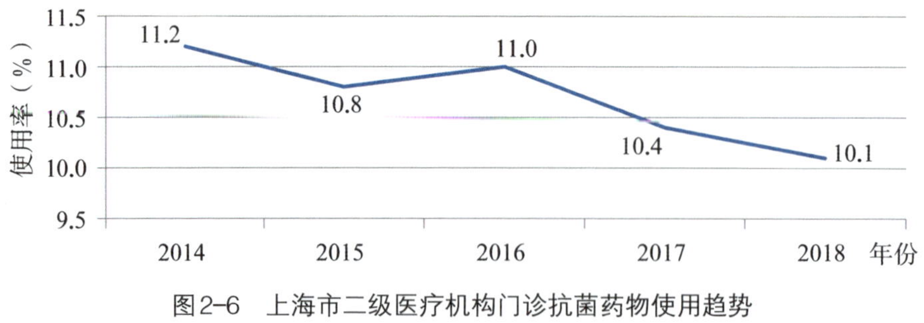

图2-6 上海市二级医疗机构门诊抗菌药物使用趋势

(2)Ⅰ类切口手术预防使用抗菌药物的使用趋势：2014—2018年，上海市二级医疗机构Ⅰ类切口手术预防使用抗菌药物使用率在32.3%～37.1%，呈明显的上升趋势(图2-7)。近5年来，Ⅰ类切口手术预防使用抗菌用药率与专项整治所规定的不超过30.0%的目标差距越来越大。

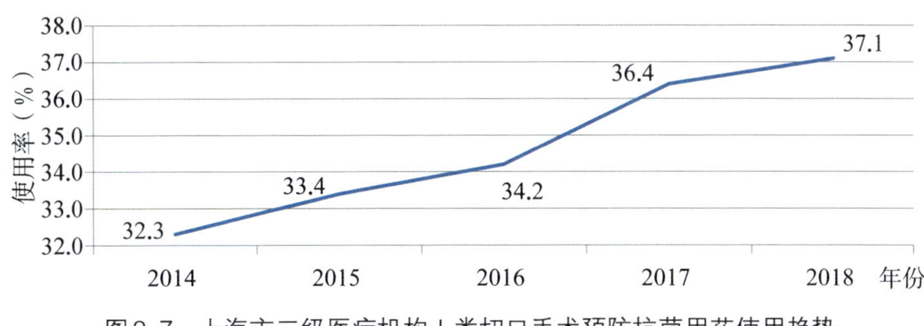

图2-7 上海市二级医疗机构Ⅰ类切口手术预防抗菌用药使用趋势

（3）住院患者抗菌药物使用趋势：2014—2018年，上海市二级医疗机构住院患者抗菌药物使用率高峰为40%，低谷为34.5%，上下浮动明显（图2-8）。近5年，上海市二级医疗机构基本都能达到专项整治所规定的住院患者抗菌药物使用率低于60.0%。

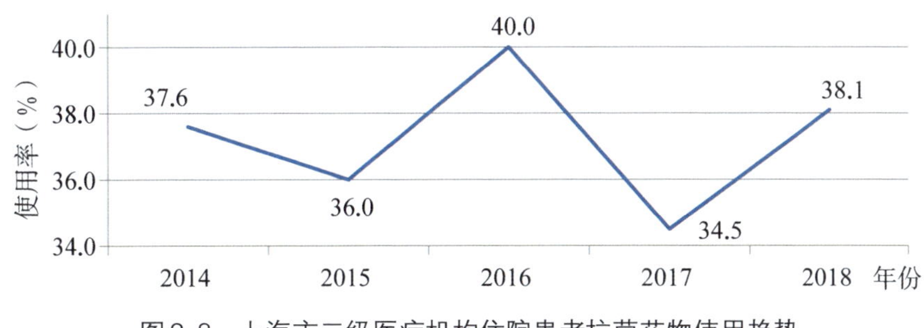

图2-8 上海市二级医疗机构住院患者抗菌药物使用趋势

（4）抗菌药物使用强度趋势：2014—2018年，上海市二级医疗机构的抗菌药物使用强度为51.8～55.6。2015—2018年，抗菌药物使用强度总体为51.0～54.0。唯独2016年抗菌药物使用强度骤升至55.6（图2-9）。近5年来上海市二级医疗机构抗菌药物使用强度普遍都高于专项整治所规定的40.0以下的标准。由此可见，上海市二级医疗机构抗菌药物合理应用的管理还有待加强。

（5）碳青霉烯类抗菌药物消耗量变化：2014—2018年，上海市二级医疗机构碳青霉烯类抗菌药物消耗量占比为3.01%～4.15%，使用量总体在增多(图2-10)。

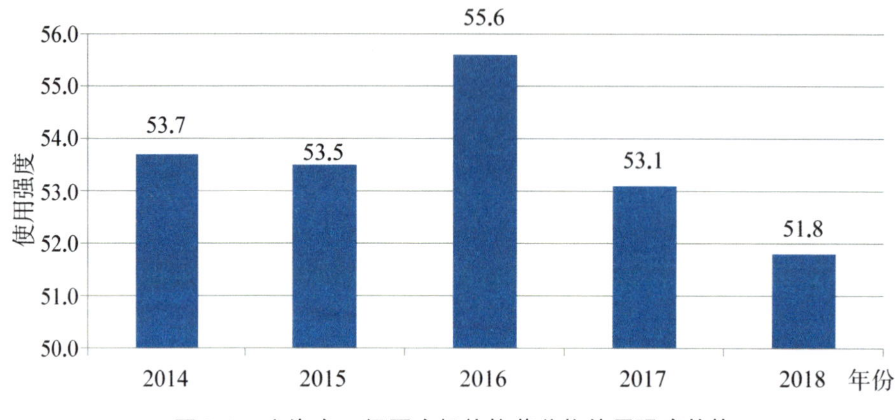

图2-9 上海市二级医疗机构抗菌药物使用强度趋势

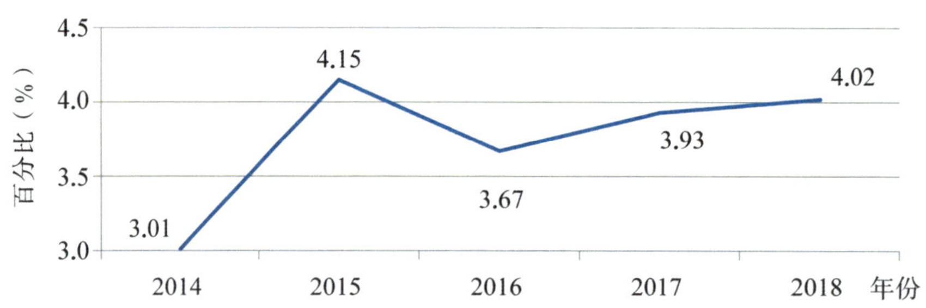

图2-10 上海市二级医疗机构碳青霉烯类抗菌药物消耗量占比趋势

(6)二级医疗机构碳青霉烯类药物使用情况:表2-20是上海市二级医疗机构2018年抗菌药物DDDs和碳青霉烯类抗菌药物DDDs。除去数据不完整的医疗结构,碳青霉烯类抗菌药物消耗量占比超过4%的医疗机构约占29%。

表2-20 上海市二级医疗机构碳青霉烯类抗菌药物消耗量情况

医院名称	抗菌药物累计DDD数	碳青霉烯类累计DDD数
上海电力医院	68 150	7 138
上海建工医院	45 810	2 599

续 表

医院名称	抗菌药物累计 DDD 数	碳青霉烯类累计 DDD 数
上海瑞金医院卢湾分院	80 198	10 243
上海市第八人民医院	147 770	5 415
上海市第二人民医院	45 721	1 162
上海市第六人民医院金山分院	118 878	1 291
上海市第一人民医院宝山分院	80 946	2 998
上海市第一人民医院虹口北院	384 270	6 610
上海市奉贤区奉城医院	157 294	1 148
上海市奉贤区中医医院	81 111	802
上海市公惠医院	1 972	0
上海市虹口区江湾医院	38 103	710
上海市黄浦区香山中医医院	4 532	18
上海市黄浦区中西医结合医院	18 143	109
上海市黄浦区中心医院	74 852	9 924
上海市嘉定区妇幼保健院	56 279	21
上海市嘉定区南翔医院	51 423	496
上海市嘉定区中心医院	131 114	6 834
上海市嘉定区中医医院	23 076	640
上海市金山区中西医结合医院	41 996	18
上海市静安区北站医院	12 433	2 374
上海市静安区市北医院	127 246	363
上海市静安区闸北中心医院	193 439	11 855
上海市静安区中心医院	60 870	4 933
上海市静安区中医医院	4 402	206
上海市闵行区中心医院	134 413	7 301

续　表

医院名称	抗菌药物累计DDD数	碳青霉烯类累计DDD数
上海市闵行区中医医院	29 467	1 030
上海市浦东新区公利医院	45 847	1 550
上海市浦东新区人民医院	61 303	816
上海市浦东新区中医医院	31 292	8
上海市浦东新区周浦医院	150 422	2 276
上海市浦东医院	103 982	8 335
上海市普陀区妇婴保健院	8 223	0
上海市普陀区利群医院	55 992	1 324
上海市普陀区人民医院	140 280	6 035
上海市普陀区中医医院	13 452	0
上海市松江区方塔中医医院	27 640	364
上海市松江区中心医院	127 381	4 991
上海市天山中医医院	18 944	565
上海市同仁医院	188 440	16 426
上海市徐汇区大华医院	59 917	223
上海市徐汇区中心医院	211 558	15 422
上海市杨浦区市东医院	100 293	3 059
上海市长宁区妇幼保健院	37 068	97
上海邮电医院	25 782	349
上海中冶医院	94 165	1 470
杨浦区中医医院	11 797	196
中国人民解放军第四五五医院	1 154	—

注："—"表示数据缺失；按各医疗机构拼音排序，其中，某些医院因为数据缺失，没有列入本表中；为简洁展示，本表中的医院未冠其所属大学名称

三、2018年上海市社区医院抗菌药物临床使用数据与近年趋势

本次报告为2018年度上海市243家社区卫生服务中心的抗菌药物使用情况。

（一）资料与方法

1. 数据来源与样本抽样方法

（1）数据来源："上海市抗菌药物临床应用监测网"2018年1—12月上海市社区医疗机构上报数据。

（2）样本抽样方法：处方相关信息统计中涉及随机抽样的，以每家社区医疗机构2018年3月、6月、9月、12月规定时间段内（5 d）总处方数为基础，各随机抽取成人普通门诊处方100张，共计400张/家·年。

2. 数据剔除

未能按监测网要求完整填报的；填报数据错误的。

（二）结果

1. 社区医疗机构基本情况调查

2018年社区医疗机构基本情况调查表有效数据上报243家，基本情况数据显示：医疗收入159亿（2017年、2016年为140.39亿、126.52亿）；药品收入112亿（2017年、2016年为90.62亿、91.05亿）；药品收入占医疗收入的70.70%（2017年、2016年为64.55%、71.97%）。

在药品收入中，西药和抗菌药物使用金额分别占66.56%（2017年、2016年为68.35%、66.50%）和3.93%（2017年、2016年为4.41、5.10%）。

16个区中，药占比最大为86.77%，最小为62.11%；抗菌药物使用金额占药品收入最大为7.14%，最小为2.40%。

西药和抗菌药物在医疗机构各部门的使用比例见图2-11和图2-12。

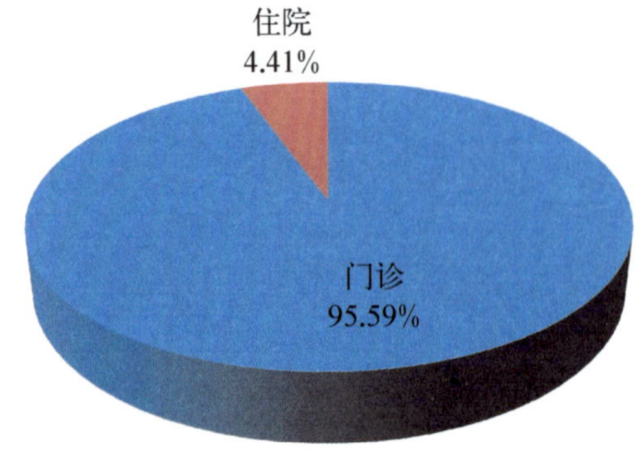

图2-11 西药在社区医疗机构各部门使用金额比例(%)

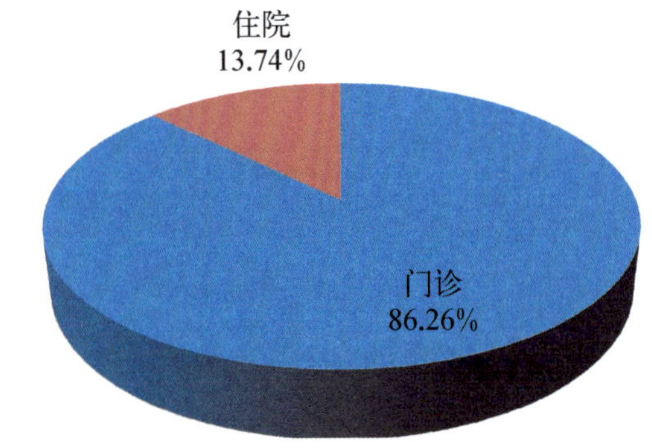

图2-12 抗菌药物在社区医疗机构各部门使用金额比例(%)

2. 社区医疗机构门诊处方用药信息

2018年社区医疗机构门诊处方用药信息表有效数据上报242家,共计门诊处方96 700张(其中1家社区医疗机构于2018年4月起对外服务)。

处方相关数据显示,平均用药品种数为1.99种(2017年、2016年为1.98种、1.96种),抗菌药物使用比率为4.25%(2017年、2016年为4.40%、4.74%)。

处方平均金额为143.11元(2017年、2016年为129.15元、124.44元),含抗菌药物的处方平均金额为145.12元(2017年、2016年为132.87元、130.04元)。

抗菌药物和注射剂使用率分别为8.02%和4.89%（2017年、2016年分别为8.39%和5.94%、9.08%和6.61%）。

各项数据最大值和最小值见表2-21。

表2-21 社区医疗机构门诊处方统计指标（%）

项目	各年份最大值（2018/2017/2016）	各年份最小值（2018/2017/2016）	各年份平均值（2018/2017/2016）
抗菌药物使用比率	7.29/7.36/7.77	2.83/2.95/3.00	4.25/4.40/4.74
抗菌药物使用率	14.43/15.25/15.68	5.10/5.94/5.30	8.02/8.39/9.08
注射剂使用率	9.13/8.33/11.79	2.00/3.66/2.60	4.89/5.94/6.61

注：抗菌药物使用比率指每使用一百个药品中，抗菌药物有几个；抗菌药物使用率指每一百张处方有几张含有抗菌药物

3. 社区医疗机构抗菌药物使用信息

（1）社区医疗机构门诊抗菌药物使用信息：门诊抗菌药物相关统计数据中，就诊人次有效数据242家。

242家社区卫生服务中心门诊就诊总人次8 400.33万，各区平均就诊人次494.14万（2017年、2016年为499.25万、435.03万），各社区卫生服务中心平均就诊人次34.71万（2017年、2016年为34.95万、34.96万）。

242家社区卫生服务中心门诊抗菌药物DDDs为32 636 499.20（表2-22）。

表2-22 242家社区医疗机构门诊抗菌药物统计指标

机构代码	就诊人次（万人）	就诊人次排名	累计DDD数	累计DDD数排名
A	1 629.04	1	4 554 160.43	1
B	324.18	12	4 126 527.59	2
C	1 299.67	2	2 603 654.18	3
D	583.22	3	2 315 138.26	4

续 表

机构代码	就诊人次（万人）	就诊人次排名	累计DDD数	累计DDD数排名
E	491.78	5	1 884 029.20	5
F	447.42	6	1 782 063.60	6
G	277.74	13	1 727 176.98	7
H	264.49	15	1 697 242.50	8
I	416.08	9	1 694 750.26	9
J	417.46	8	1 612 092.62	10
K	493.07	4	1 517 266.76	11
L	432.16	7	1 428 295.98	12
M	365.70	10	1 418 145.76	13
N	262.42	16	1 287 599.26	14
O	273.47	14	1 175 945.39	15
P	332.50	11	1 159 623.15	16
Q	89.94	17	652 787.28	17

注：17个监测机构分布于上海市16个区，其中1个区设两个监测机构，机构代码与区名无对应关系

抗菌药物剂型选择方面，门诊口服和注射制剂DDDs分别为31 171 830.37和1 464 668.83。在15类抗菌药物中，二代头孢菌素、氟喹诺酮类和大环内酯类DDDs排名前3位，占15类抗菌药物DDDs的74.19%（表2–23）。

在42种抗菌药物中，左氧氟沙星、头孢克洛和阿奇霉素在DDDs中排名前3位，占42种抗菌药物DDDs的50.47%（表2–24）。

2018、2017、2016年，门诊抗菌药物品种数分别为42种、43种和48种；DDDs排名前3位的抗菌药物类别和品种没有变化，但DDDs占门诊抗菌药物DDDs的百分比分别为74.19%、77.03%、75.34%和50.47%、51.17%和49.42%。

表 2-23 242 家社区医疗机构门诊各大类抗菌药物累计 DDD 数

抗菌药物类别	累计DDD数
二代头孢菌素	11 665 341.00
氟喹诺酮类	7 375 825.22
大环内酯类	5 171 116.15
一代头孢菌素	3 423 498.54
硝咪唑类	2 896 421.07
青霉素类	967 689.62
青霉素类 + 酶抑制剂	443 484.66
林可霉素类	305 764.33
三代头孢菌素	230 260.63
磷霉素类	98 419.00
氨基糖苷类	28 519.87
其他 β-内酰胺类	25 876.38
磺胺类	2 370.00
抗真菌药	1 272.75
四环素类	640.00
总计	32 636 499.20

表 2-24 242 家社区医疗机构门诊各种抗菌药物累计 DDD 数

药品名称	累计DDD数
左氧氟沙星	6 583 830.04
头孢克洛	6 309 887.50
阿奇霉素	3 576 299.75
甲硝唑	2 856 023.74
头孢呋辛	2 748 148.43

续 表

药品名称	累计DDD数
头孢丙烯	2 141 458.75
头孢拉定	1 863 712.63
头孢氨苄	965 828.38
阿莫西林	917 969.75
诺氟沙星	780 309.38
红霉素	675 916.00
头孢羟氨苄	550154.88
罗红霉素	510 548.00
头孢替安	465 846.31
阿莫西林/克拉维酸	443 484.66
克拉霉素	385 198.00
克林霉素	305764.33
头孢克肟	161 785.25
磷霉素/氨丁三醇	98 419.00
头孢地尼	62 366.50
青霉素	49 719.87
五水头孢唑林	43 402.17
替硝唑	33 894.00
庆大霉素	28 448.27
头孢西丁	22 853.25
乙酰麦迪霉素	21 980.00
环丙沙星	11 535.80
呋喃妥因	6 503.33

续 表

药品名称	累计DDD数
头孢他啶	3 230.88
头孢曲松	2 878.00
头孢美唑	2 693.50
复方磺胺甲噁唑	2 370.00
氟康唑	1 272.75
交沙霉素	686.40
多西环素	640.00
头孢噻吩	349.50
头孢米诺	329.63
地红霉素	244.00
琥乙红霉素	244.00
氧氟沙星	150.00
阿米卡星	71.60
头孢硫脒	51.00
总计	32 636 499.20

（2）社区医疗机构住院抗菌药物使用信息汇总：194家社区卫生服务中心数据纳入住院抗菌药物数据，总住院人天数5 308 889.38。各区平均住院人天数312 287.61（2017年、2016年为388 575.85、273 738.75）；各社区卫生服务中心平均住院人天数27 365.41（2017年、2016年为34 214.23、26 634.04）。

住院抗菌药物DDDs为787 019.63，住院抗菌药物使用强度14.82（2017年、2016年为14.79、15.14），最大为23.25，最小为6.44（表2-25）。

表2-25 上海市194家社区医疗机构住院抗菌药物统计指标

机构代码	住院人天数	住院人天数排名	累计DDD数	用药频度排名	使用强度	使用强度排名
A	883 112.00	1	205 318.43	1	23.25	1
B	441 885.20	3	93 830.44	2	21.23	2
C	96 393.00	16	19 761.97	12	20.50	3
D	379 366.50	6	67 485.89	4	17.79	4
E	415 352.26	4	60 234.71	5	14.50	5
F	125 996.50	14	17 045.77	14	13.53	6
G	328 728.00	9	44 188.25	7	13.44	7
H	402 097.00	5	53 653.84	6	13.34	8
I	641 488.30	2	76 825.96	3	11.98	9
J	199 149.22	11	21 525.04	11	10.81	10
K	96 551.00	15	10 305.63	15	10.67	11
L	230 989.00	10	23 675.20	10	10.25	12
M	169 314.00	12	17 109.73	13	10.11	13
N	379 072.00	7	34 418.60	8	9.08	14
O	363 003.60	8	29 595.10	9	8.15	15
P	127 514.80	13	10 185.53	16	7.99	16
Q	28 877.00	17	1 859.54	17	6.44	17

注：17个监测机构分布于上海市16个区，其中1个区设两个监测机构，机构代码与区名无对应关系

抗菌药物剂型选择方面，社区卫生服务中心住院患者注射剂型DDDs是口服剂型的1.49倍(2017年、2016年为1.23倍、1.73倍)。

在15类抗菌药物类别中，二代头孢菌素、氟喹诺酮类和大环内酯类DDDs排名前3位，占15类抗菌药物DDDs的80.28%(表2-26)。在43种

抗菌药物品种中，左氧氟沙星、头孢替安和阿奇霉素在DDDs中排名前3位，占43种抗菌药物DDDs的59.90%（表2-27）。

2018、2017、2016年住院抗菌药物品种数分别为43、43和48种；DDDs排名前3位的抗菌药物类别没有变化，但DDDs占住院抗菌药物DDDs的百分比分别为80.28%、86.64%、80.93%。

2018年与2016住院抗菌药物DDDs排名前3位的品种相同，与2017年的差别在于第3位的排名。2016—2018年前3位DDDs占住院抗菌药物DDDs的百分比分别为59.90%、57.05%、56.83%。

表 2-26 194 家社区医疗机构住院各大类抗菌药物累计 DDD 数

抗菌药物类别	累计DDD数
二代头孢菌素	325 335.33
氟喹诺酮类	216 387.82
大环内酯类	90 074.00
三代头孢菌素	50 475.13
一代头孢菌素	27 114.33
硝咪唑类	20 223.88
青霉素类 + 酶抑制剂	15 242.14
其他 β-内酰胺类	12 405.27
磷霉素类	10 358.00
青霉素类	6 736.15
氨基糖苷类	6 624.10
林可霉素类	6 003.48
碳青霉烯类	21.25
抗真菌药	12.75
头孢菌素 + 酶抑制剂	6.00
总计	787 019.63

表 2-27　194家社区医疗机构住院各种抗菌药物累计DDD数

药品名称	累计DDD数
左氧氟沙星	212 744
头孢替安	183 057
阿奇霉素	75 614
头孢呋辛	55 477
头孢克洛	52 180
头孢丙烯	34 622
头孢他啶	33 349
甲硝唑	19 382
头孢曲松	16 044
五水头孢唑林	15 844
阿莫西林/克拉维酸	13 599
磷霉素/氨丁三醇	10 265
克拉霉素	8 277
头孢西丁	7 252
庆大霉素	6 428
克林霉素	6 004
头孢氨苄	5 518
阿莫西林	3 860
罗红霉素	3 801
头孢美唑	3 659
头孢羟氨苄	3 232
青霉素	2 876
头孢拉定	2 485
红霉素	2 383

续 表

药品名称	累计DDD数
诺氟沙星	2 244
氨苄西林/舒巴坦	1 644
头孢米诺	1 494
环丙沙星	1 072
头孢克肟	969
替硝唑	686
帕珠沙星	328
呋喃妥因	156
阿米卡星	116
磷霉素	93
依替米星	81
头孢唑肟	74
头孢噻吩	35
头孢地尼	26
头孢哌酮	14
亚胺培南/西司他汀	14
氟康唑	13
美罗培南	8
头孢哌酮/舒巴坦	6
总计	787 020

(三)讨论

从社区医疗机构基本情况调查数据可以看到,2018年药品收入占整个医疗收入的70.70%,同比上升6.15%;在药品收入中,抗菌药物使用金额占药品收入的3.93%，同比下降0.48%，同期西药占药品收入同比下降1.79%。西药和抗菌药物分别在门诊和住院部门的使用金额同比上升1.10%和1.03%。药占比控制方面，在2017年回落以后2018年又有明显回升，但总体西药和抗菌药物使用金额占比都有所下降，但分部门来看，住院抗菌药物使用金额占比却略有上升。

从门诊处方和抗菌药物使用信息中看到，社区医疗机构整体门诊抗菌药物使用率为8.02%，同比下降0.37%。门诊以口服抗菌药物剂型为主，而住院注射和口服剂型的用药频度相差不大。在抗菌药物类别上，无论是门诊还是住院，2016—2018年用药频度排名前3位的都是二代头孢菌素、氟喹诺酮类、大环内酯类，且三大类抗菌药物的用药频度占所有抗菌药物用药频度比例维持在70%～80%。

在具体抗菌药物品种上，左氧氟沙星仍然是门诊和住院使用频度最高的药物，其分别占门诊和住院所有抗菌药物用药频度的20.17%和27.03%（2017年和2018年分别为19.60%和24.38%、18.98%和23.41%），左氧氟沙星延续高频度使用且持续升高除了合理性有待商榷外，也应密切关注以老年群体为主的社区医疗机构用药过程中的安全性问题。

抗菌药物使用强度是测算住院人群暴露于抗菌药物的广度和深度的一项重要指标，准确反映抗菌药物的消耗情况，可以在不同区域间、不同时间区间上进行横向或纵向的比较。2018年数据结果显示整体抗菌药物使用强度为14.82，基本与2017年持平。虽然上海市各区抗菌药物使用强度都在40.00以下，达到专项整治目标，但各区差距还是很明显。

四、2018年上海市抗菌药物临床应用监测结论

抗菌药物临床应用面临危重、复杂感染性疾病、细菌耐药性加剧、耐药性细菌传播，以及相关知识的有限性等挑战。

各个医疗机构需要认真学习国家和上海卫生行政部门的政策，高度重视医院耐药菌状况和医院内感染防控情况，重点关注医院抗菌药物临床应用几个指标：门诊抗菌药物使用率（所有二级医疗机构和三级医疗机构的儿科）、急诊抗菌药物使用率（二级综合和中医医院、三级综合和儿科）、住院患者抗菌药使用率（二级中医医院和妇婴保健、三级儿科）、住院患者抗菌药物联合用药率（二级综合和中医医院，三级综合和儿科）、抗菌药物使用强度（所有二级医院、三级医院）及其变化，关注氟喹诺酮类药物的临床应用和耐药菌情况。

社区卫生服务中心作为承担着常见病、慢性病常规诊疗的基层医疗机构，对于上呼吸道轻度细菌感染或怀疑由大肠埃希菌引起的感染性疾病均不宜选用氟喹诺酮类药物。各二级医疗机构、三级医疗机构采取积极有效措施，严格执行抗菌药物三级权限管理，严禁越权使用抗菌药物，主动开展"处方前置审核"、处方点评和处方管理督查等自查工作，及时处理不合理用药处方医师，定期开展合理使用抗菌药物培训和宣传，熟悉和掌握个体化给药技术（治疗药物监测技术、药物相关基因检测技术和PK/PD/PPK技术），建立感染性疾病的多学科治疗团队，实现药物治疗安全、有效和经济的目标。

关于持续做好抗菌药物临床应用管理有关工作的通知《关于持续做好抗菌药物临床应用管理有关工作的通知（国卫办医发〔2018〕9号）》中，提到正确认识β-内酰胺类抗菌药物皮肤（或皮内）敏感试验，以及碳青霉烯类和替加环素等特殊使用级抗菌药物的专档管理。

从近5年的数据来看，上海市二级医院和三级医院碳青霉烯类抗菌药物的消耗量仍有持续上升的趋势。碳青霉烯类抗菌药物曾被认为是治疗革兰阴性菌严重感染的最后一道防线，但随着碳青霉烯酶的出现，碳青霉烯类耐药革兰阴性菌的检出率在全球范围内呈增长趋势。此类病原菌通常为多重耐药或泛耐药菌株，可选药物极为有限，某些情况下甚至无药可用。在努力研发新药的同时，更应鼓励将青霉素、头孢类抗菌药物等经典抗菌药物纳入供应目录,规范合理使用,逐步提高其使用比例,达到或接近国际平均水平,以此来缓解碳青霉烯类等特殊使用级抗菌药物过度使用的情况。

执笔人:张建中,赵婧,沈毅
上海市抗菌药物临床应用监测网

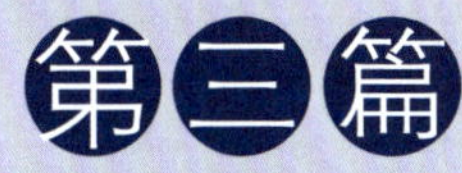

第三篇 医院感染监测与防控报告

三网年鉴

上海市细菌真菌耐药监测网
上海市抗菌药物临床应用监测网
上海市医院感染防控与监测网

2018年，上海市院内感染质量控制中心在上海市卫生健康委和上海市医疗质量控制管理中心的领导下，针对2017年调研及督查工作中发现的问题，对照原国家卫生和计划生育委员会发布的《重症监护病房医院感染预防与控制规范（WS/T 509—2016）》等新规范开展了一系列工作，同时调整了上海市院内感染质量控制中心的督查条款，在常规督查和监测工作的基础上，重点针对医用织物、手术室相关医院感染防控等开展了一系列工作。

一、医院感染相关特色监测工作

（一）锐器伤直报数据统计分析

统计分析了2016年1月至2017年12月上海市院内感染监测系统进行网络直报的医疗机构锐器伤。内容包括锐器伤医务人员的职业/职称、工作年限，暴露的地点、暴露受损的程度，引起锐器伤器械的类型、损伤发生的情形，是否可识别患者源、器械污染、血液是否可见，暴露源中合并血液性传播疾病的情况、发生锐器伤的手套防护与否以及锐器伤后是否向预防保健科传报等。调查发现，发生锐器伤的医务人员以工作年限≤5年的临床护师、医生、实习医生以及实习护士较为多见，且锐器伤多发生于普通病房，其构成比例明显高于其他科室（表3-1，表3-2）。

表 3-1 研究对象的一般情况

项目	分类	人次数(*n*=3 815)	构成比(%)
工作年限(年)	≤5	2 748	72.03
	6～10	413	10.83
	11～20	480	12.58
	>20	174	4.56
工作职称/性质	护师	1 688	44.25
	实习护士	765	20.05
	住院医师	391	10.25
	主管医师	207	5.43
	实习医生	195	5.11
	其他	569	14.91

表 3-2 锐器伤发生的器械类型、时刻、受损程度及个人防护情况

项目	类别	2016年(*n*=1 741)	2017年(*n*=2 074)	*P*值
器械类型	针头	1 480	1 626	<0.001
	外科器械	222	347	
	玻璃器械	9	27	
	其他	30	74	
损伤时刻	多步骤之间	730	926	0.019
	使用后,处理前	698	756	
	未妥善处置的锐器	217	280	
	使用过的针头回套针帽	92	106	
	患者躁动、他人撞击	4	6	
受损程度	表面少量出血或无出血	1 249	1 495	0.489
	中度皮肤刺穿,有出血	470	561	
	深度刺入/切割,大量出血	22	18	

续 表

项目	类别	2016 年（n=1 741）	2017 年（n=2 074）	P 值
防护	无手套	1 043	1 203	0.367
	单副手套	591	751	
	双副手套	59	74	
	其他	48	46	

（二）引流瓶管理现状

负压引流技术在医疗机构诊疗活动中应用日益广泛，但其管理存在诸多安全隐患。首先，重复使用的引流瓶需要每次用后进行清洗消毒，但临床工作中很难处理到位；其次，一次性引流装置需将废液处理后再作为感染性废物处置，处置过程中容易造成职业暴露。为了解目前引流瓶管理现状，上海市院内感染质量控制中心进行了现状调查，发现处理过程中存在一定安全隐患（表3-3）。

表 3-3　引流装置及废液的处置

项目	处置方式（多选）	数量	占比（%）
复用引流瓶（n=89）	自来水冲洗后，消毒液浸泡消毒	83	93.26
	仅自来水冲洗	2	2.25
	消毒供应中心集中清洗消毒	11	12.36
	其他	2	2.25
一次性引流袋（瓶）（n=282）	直接扔入黄色垃圾袋	133	47.16
	加入凝固剂后，扔入黄色垃圾袋	36	12.77
	割开/切开后倒出液体后，空袋扔入黄色垃圾袋	74	26.24
	旋开按钮倒出液体，扔入黄色垃圾袋	70	24.82

续 表

项目	处置方式（多选）	数量	占比（%）
一次性引流袋（瓶）（n=282）	采用负压抽吸出液体后扔入黄色垃圾袋	4	1.42
	先倒入量杯后再倾倒	6	2.13
	其他	6	2.13
处置人员（n=295）	护士	170	57.63
	工人	170	57.63
	医生	6	2.03
	其他	6	2.03
废液处置方式（n=193）	直接倒入下水道	111	57.51
	投入消毒片作用一定时间后倒入下水道	50	25.91
	普通患者废液直接倒入下水道，特殊感染患者投入消毒片作用一定时间后倒入下水道	22	11.40

（三）2012—2015年上海市87家医院血培养送检情况调查

上海市院内感染质量控制中心对参与上海市医院感染防控与监测网的87家医院每季度开展一次血培养送检率调查，对该季度最后一个月第2周的前3天发热≥38.5℃的住院患者信息及血培养送检情况进行收集和分析，数据采用SPSS 20.0软件进行录入和分析。

结果：2012—2015年，上海市87家医院发热患者全年血培养送检率分别为50.4%，49.7%，53.5%，56.3%，呈逐年上升趋势（$P < 0.001$）（表3-4）；发热时同时使用抗菌药物的血培养送检率分别为89.7%，89.1%，90.4%，87.8%（表3-5）；合并白细胞数 > 18×10^9/L患者的送检率为50.5%～59.4%，怀疑术后感染患者的送检率为35.8%～50.3%，怀疑肺部感染患者的送检率为64.9%～70.9%，留置深静脉导管超过5 d患者送检率为57.2%～68.6%，怀疑其他部位感染患者送检率为60.0%～63.9%

（表3-6）；血培养未送检理由以发热原因明确（非感染因素）、感染灶明确、患者拒绝为主，但仍有一半标本未注明未送检理由（表3-7）。

表 3-4 2012—2015 年上海市 87 家医院血培养送检情况

医院类别		2012 年		2013 年		2014 年		2015 年	
		发热人数	送检人数（%）	发热人数	送检人数（%）	发热人数	送检人数（%）	发热人数	送检人数（%）
三级	综合	2 218	1 046（47.2）	2 356	1 152（48.9）	2 682	1 379（51.4）	2 445	1 427（58.4）
	专科	811	366（45.1）	916	395（43.1）	881	495（56.2）	966	550（56.9）
	中医	233	118（50.6）	280	144（51.4）	296	162（54.7）	284	144（50.7）
二级	综合	2 037	1 144（56.2）	2 348	1 238（52.7）	2 120	1 165（55.0）	2 265	1 235（54.5）
	中医	102	48（47.1）	106	56（52.8）	54	24（44.4）	111	62（55.9）
总计		5 401	2 722（50.4）	6 006	2 985（49.7）	6 033	3 225（53.5）	6 071	3 418（56.3）

表 3-5 2012—2015 年上海市 87 家医院发热患者同时使用抗菌药物血培养送检情况

医院类别		2012 年		2013 年		2014 年		2015 年	
		血培养送检人数	抗菌药物使用人数（%）	血培养送检人数	抗菌药物使用人数（%）	血培养送检人数	抗菌药物使用人数（%）	血培养送检人数	抗菌药物使用人数（%）
三级	综合	1 046	924（88.3）	1 152	1 015（88.1）	1 379	1 247（90.4）	1 427	1 294（90.7）
	专科	366	329（89.9）	395	354（89.6）	495	446（90.1）	550	421（76.5）
	中医	118	101（85.6）	144	132（91.7）	162	151（93.2）	144	133（92.4）

续 表

医院类别		2012年		2013年		2014年		2015年	
		血培养送检人数	抗菌药物使用人数(%)	血培养送检人数	抗菌药物使用人数(%)	血培养送检人数	抗菌药物使用人数(%)	血培养送检人数	抗菌药物使用人数(%)
二级	综合	1 144	1 049(91.7)	1 238	1 109(89.6)	1 165	1 052(90.3)	1 235	1 094(88.6)
	中医	48	39(81.3)	56	49(87.5)	24	20(83.3)	62	58(93.5)
总计		2 722	2 442(89.7)	2 985	2 659(89.1)	3 225	2 916(90.4)	3 418	3 000(87.8)

表3-6 2012—2015年不同合并因素发热患者的血培养送检情况

合并因素	2012年		2013年		2014年		2015年	
	应送检人数	实际送检数(%)	应送检人数	实际送检数(%)	应送检人数	实际送检数(%)	应送检人数	实际送检数(%)
白细胞计数>18×10^9/L	992	501(50.5)	1 228	627(51.1)	1 128	653(57.9)	1 197	711(59.4)
怀疑术后感染	728	285(39.1)	815	292(35.8)	796	331(41.6)	579	291(50.3)
怀疑肺部感染	590	399(67.6)	609	395(64.9)	563	390(69.3)	554	393(70.9)
留置深静脉导管>5 d	768	439(57.2)	883	553(62.6)	850	560(65.9)	812	557(68.6)
怀疑其他部位感染	2 115	1 270(60.0)	2 348	1 409(60.0)	2 434	1 555(63.9)	2 290	1 436(62.7)

表 3-7 2012—2015 年上海市 87 家医院血培养未送检原因

未送检原因	2012 年		2013 年		2014 年		2015 年	
	人数	构成比（%）	人数	构成比（%）	人数	构成比（%）	人数	构成比（%）
发热原因明确（非感染）	536	20.0	642	21.3	615	21.9	722	27.2
感染灶明确	277	10.3	221	7.3	248	8.8	306	11.5
患者拒绝	130	4.9	181	6.0	138	4.9	156	5.9
送检其他标本	104	3.9	126	4.2	175	6.2	122	4.6
条件不允许	17	0.6	52	1.7	40	1.4	44	1.7
未处理	42	1.6	56	1.9	59	2.1	52	2.0
未注明	1 573	58.7	1 743	57.7	1 533	54.6	1 251	47.2
总计	2 679	100.0	3 021	100.0	2 808	100.0	2 653	100.0

二、医院感染常规监测工作

（一）ICU 目标性监测

质控要求每天针对医院内所有重症监护病房（ICU）内入住患者进行持续监测，以0点在住ICU患者情况为准。监测内容包括患者基本信息、相关危险因素、导管留置情况及医院感染发生情况。2004年持续监测到现在，2018年目前为止上海市监测了125 637人次入住ICU的患者，其中呼吸机相关肺炎发生率为每千插管日6.27例次，导尿管相关尿路感染为1.97例次，导管相关血流感染为0.89例次（表3–8）。

表3-8 2014—2018年3种导管相关感染的发生率

年份	项目	CLABSI	CAUTI	VAP
2014	总插管日数（d）	216 196	276 620	151 719
	感染例数（例）	191	372	787
	千插管日感染率（%）	0.88	1.34	5.19
2015	总插管日数（d）	322 238	401 439	210 311
	感染例数（例）	308	599	1 347
	千插管日感染率（%）	0.96	1.49	6.40
2016	总插管日数（d）	298 396	369 722	207 151
	感染例数（例）	269	528	1 099
	千插管日感染率（%）	0.90	1.43	5.31
2017	总插管日数（d）	260 500	291 107	165 161
	感染例数（例）	193	400	981
	千插管日感染率	0.74	1.37	5.94
2018	总插管日数（d）	278 545	322 970	175 680
	感染例数（例）	237	609	1 126
	千插管日感染率（%）	0.85	1.89	6.41

注：CLABSI：导管相关血流感染；CAUTI：导尿管相关尿路感染；VAP：呼吸机相关肺炎

（二）围术期抗菌药物预防用药监测

上海市院内感染质量控制中心从2004年起即要求参与监测的医疗机构每年4月和10月监测所有出院的手术患者，如当月出院的手术患者超过1 500例，仅调查当月15日以后（含15日）手术的患者。监测人群包括所有手术患者，排除手术前和手术后存在感染的患者、活检患者、急诊手术。调查其围术期抗菌药物预防性使用情况（图3-1）。2018年已监测71 028例手术患者（表3-9）。

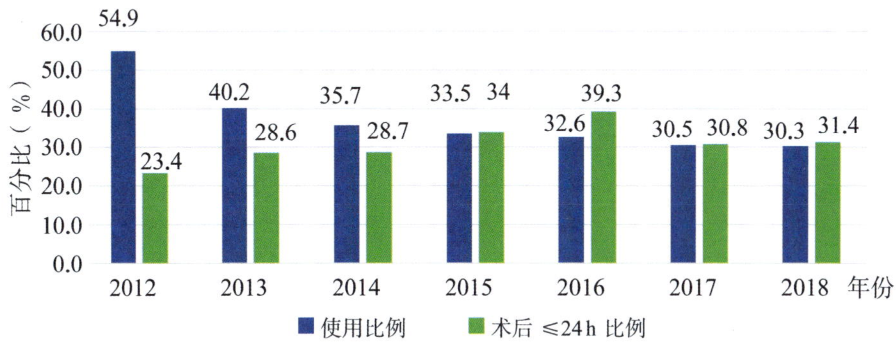

图3-1 2012—2018年Ⅰ类手术切口预防用药情况

表 3-9 2018 年围术期抗菌药物预防使用情况

切口类型	手术例数	抗菌药物预防使用例数	抗菌药物带入例数	带入且术后未使用	术后抗菌药物使用例数	超过 24 h 例数	超过 72 h 例数
Ⅰ类	40 941	12 839	10 332	1 618	10 829	6 388	2 881
Ⅱ类	28 297	22 095	18 542	3 120	18 046	10 790	4 313
Ⅲ类	1 791	1 227	662	28	1 173	963	331
Ⅳ类	85	50	4	0	50	28	10
总计	71 114	36 211	29 540	4 766	30 098	18 169	7 535

（三）2013—2018年上海二甲以上医院血培养送检情况调查

自2009年起，上海市即要求各医疗机构常规开展血培养送检率调查，要求每年3月、6月、9月、12月的第2周的周四，调查前3 d（周一至周三）出现发热≥38.5℃的所有患者，患者血培养送检情况及相关危险因素，例如肺炎、留置导管超过5 d等。2018年合计调查7 156例发热患者，其中肺炎伴发热患者血培养送检率为71.9%，留置深静脉导管超过5 d伴发热患者送检率为66.1%，比2017年略有升高（图3-2）。

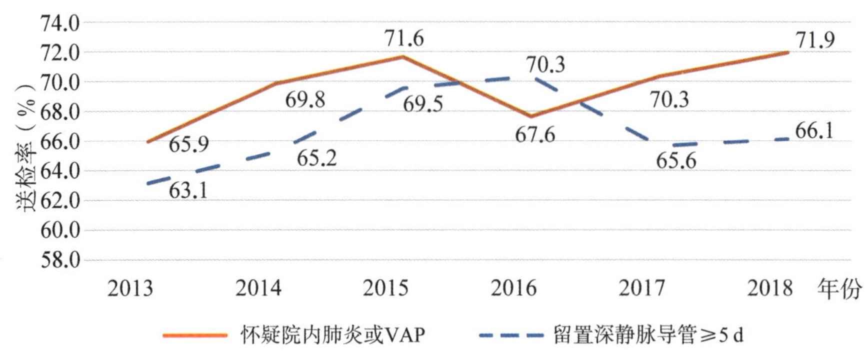

图3-2　2013—2018年上海市二甲以上医院血培养送检率变化趋势

（四）手卫生依从性及用品耗量监测

上海市院内感染质量控制中心要求医院感染专职人员对全院至少两个部门，如有ICU应至少涵盖1个进行手卫生依从性监测。每个部门每周至少1次，每次不超过20 min，记录所有观测期间医务人员的手卫生操作的依从性及正确率（表3-10，图3-3）。2018年合计共监测86 159人次的手卫生指征，同时监测了各医院手卫生用品耗量（图3-4）。

表3-10　2018年医务人员手卫生依从性监测

时机	洗手（人次）	擦手（人次）	未采取（人次）	手套（人次）	依从率（%）
无菌操作前	5 868	3 211	806	603	86.57
接触体液后	7 452	694	214	300	94.06
接触患者后	14 075	13 907	3 143	533	88.39
接触患者前	4 150	8 375	5 738	1 491	63.40
接触物品后	4 277	5 404	4 617	436	65.71
合计	35 822	31 591	14 518	3 363	79.04

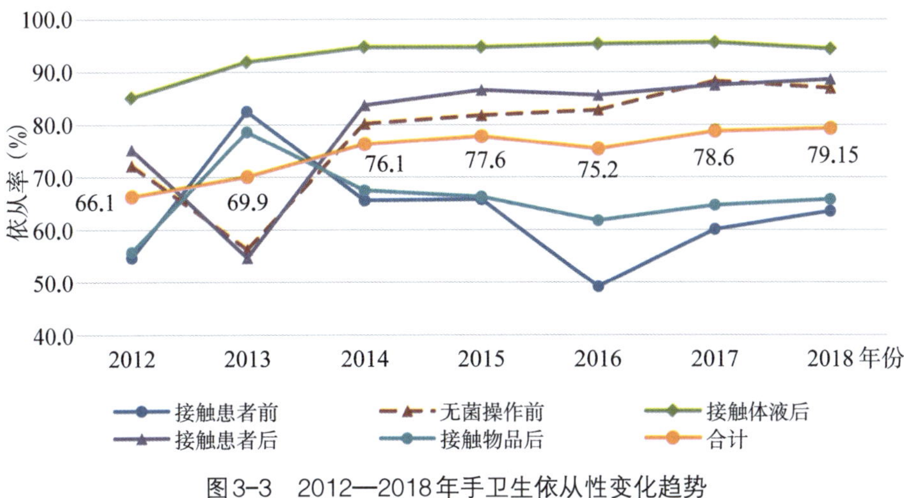

图3-3　2012—2018年手卫生依从性变化趋势

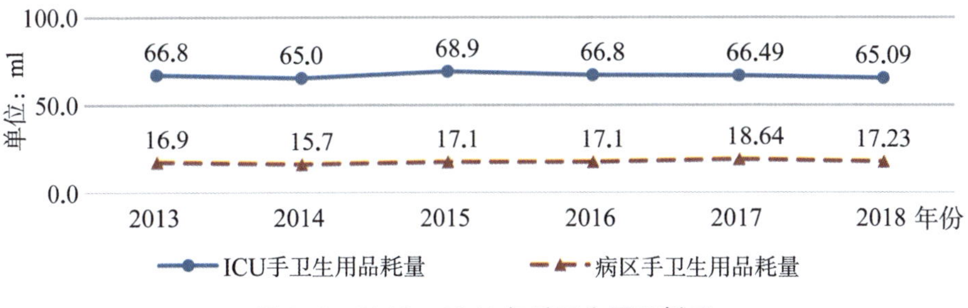

图3-4　2013—2018年手卫生用品耗量

（五）医院感染现患率调查

每年11月或12月某一天，上海市二级以上医疗机构根据上海市院内感染质量控制中心的通知要求，统一调查日期对所有在住患者（包括当天出院，不包括当天住院，体检和日间病房排除在外）进行医院感染现患率调查。调查内容包括患者基本信息、感染发生情况及抗菌药物使用情况等。2018年12月11日展开上海市全市医院感染现患率调查。调查人数71 230人，感染人数1 931人，医院感染现患率2.71%，与2017年基本持平（图3-5，图3-6）。

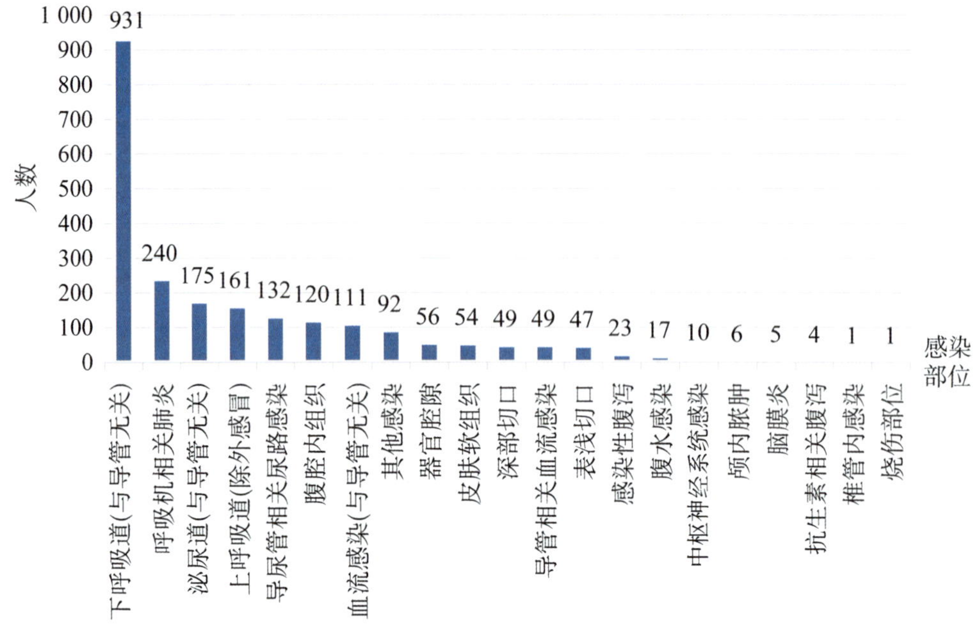

图 3-5　医院感染现患率部位构成

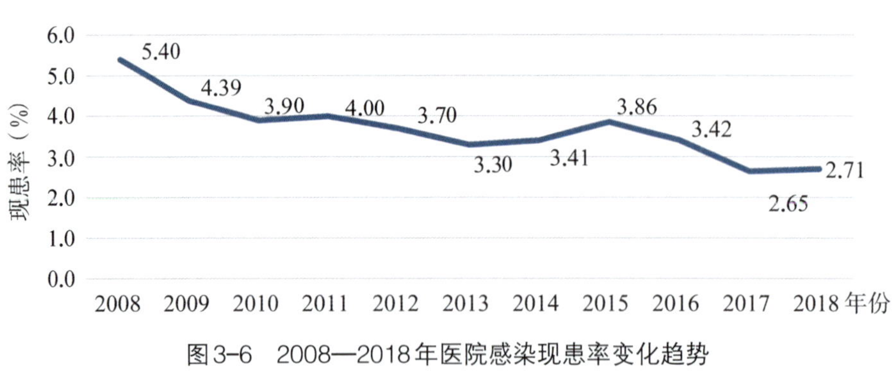

图 3-6　2008—2018 年医院感染现患率变化趋势

三、2018 年下半年质控督查工作

上海市院内感染质量控制中心根据上海市卫生健康委和上海市医疗

质量控制管理事务中心的要求，于2018年10—11月，分6组对上海市113家医疗机构（含分部及分院）进行了2018年下半年质控督查，督查内容涉及21大项12个重点部门，包括组织架构、会议及培训、信息系统、建筑布局、消毒药械、医院感染监测、手卫生、环境清洁、职业暴露、抗菌药物、暴发处置、医用织物、ICU、消毒供应中心、口腔科、手术室、耳鼻喉科、内镜中心、产房及计划生育门诊手术室、微生物实验室、中医门诊、手术室等。督查内容在常规的基础上进行了调整，新增加了手术室、微生物实验室、中医门诊、医用织物等重点部门和重点环节的管理内容，同时根据国家卫生健康委员会最新发布的医院感染相关标准对检查内容进行了调整。督查中发现各级各类医疗机构对2017年新发布的《重症监护病房医院感染预防与控制规范（WS/T 509—2016）》等规范的理解和落实执行还存在问题，希望进一步加强培训和落实。

1. 组织架构

2006年《医院感染管理办法》即规定了医院感染管理的组织架构，但本次督查仍发现部分医院存在医院感染管理委员会的人员配置不足、专职人员严重配备不足、未根据国家卫生健康委颁布的规范及时更新和完善医院感染防控的标准操作规程的情况。

2. 会议及培训

近期医院感染知识更新频繁，国家卫生健康委也不断发布新的医院感染相关规范，为了让医务人员能够及时了解甚至掌握相关规范要求，培训显得尤为重要，目前绝大多数医院均开展了各类培训，个别医院培训欠缺、继续教育存在欠缺且院感委员会召开不符合规范要求。

3. 信息系统

医院感染监测是医院感染防控和持续改进的基础，好的监测离不开信息系统的帮助，国家卫生计生委从2016年起即要求上海市逐步推行医院感染信息化管理，到2018年做到二级甲等以上医疗机构全覆盖，而目前仍有37家医院的医院感染信息系统功能尚有欠缺。

4. 建筑布局及消毒药械审核

医院内建筑布局及医疗流程对于医院感染防控也存在影响，《医院感染管理办法》规定医院感染应参与新建、改扩建的审核，目前仅少数医院院感科未参与医院审核；消毒药械的采购和使用直接影响复用医疗器械的清洁消毒效果，进而影响感染发生率，目前各家医院均按规范进行审核。

5. 手卫生

手卫生是预防医院感染最简单、最方便、最经济、最有效的方法，但是同样是最难做到位的方法。13家医院的手卫生设施还不够规范。

6. 环境清洁消毒

环境清洁消毒是多重耐药菌防控的重点措施，用具的选择、使用及处置需要进行全过程管理。规范规定清洁用具用后应干燥，研究发现潮湿的清洁用具极易造成大量的微生物污染，从而造成环境的二次污染。目前仅39家医院已开展洁具集中清洗消毒干燥，大多数医疗机构仍采用自然晾干，但与2018年上半年相比，各家医院都在积极改进，大力推进洁具集中处理工作。

7. 职业暴露

医务人员在医院内获得的感染也算医院感染，而这部分以血源性病原体为主，其暴露主要为锐器伤和血液或体液黏膜暴露。除8家医院，绝大多数医院均制定了标准操作规程，进行了锐器伤网上直报并重点部门配备了安全器具来预防锐器伤。13家医院安全器具配备存在缺陷。

8. 抗菌药物管理

自2011年起，原国家卫生部即开展抗菌药物专项整治，2015年又修订了《抗菌药物临床应用指导原则》，2017年国家卫生计生委办公厅又发布了“进一步加强抗菌药物临床应用管理遏制细菌耐药的通知（国卫办医发〔2017〕10号）”，均对抗菌药物使用进行了明确规定。

9. 暴发处置

医院感染暴发属于医院感染不良事件，是医院感染重点防范内容。除个别医院外均及时更新了医院感染暴发处置的标准操作规程。

10. 医用织物

2013年香港某医院由于外包被服清洗消毒不到位污染毛霉菌，导致患者感染甚至部分患者死亡。2017年国家卫生计生委颁布了《医院医用织物洗涤消毒技术规范》。上海市院内感染质量控制中心于2018年上半年督查时发现医疗机构对第三方被服洗涤公司缺乏监管手段，绝大多数医院内医用织物包装箱未加盖，交接管理也存在缺陷，这部分管理亟需加强。本次督查发现各医院均在积极改进，但仍有49家医院尚待进一步完善。

11. ICU

ICU是医院感染管理的重点部门，上海尚有13家医院布局流程存在缺陷。有11家医院监护室床旁使用的气管镜用后清洗消毒不规范。个别医院接触隔离存在欠缺。导管相关血流感染防控措施落实基本到位，包括穿刺部位选择、接头及敷贴管理、皮肤消毒、最大无菌屏障等。

12. 消毒供应中心

16家医院由于硬件限制，布局流程存在不合理。8家医疗机构未做到使用部门及时去除诊疗器械上的明显污物。12家医院相关设备配备不足。对于外来器械的管理，24家医院均存在不同程度的缺陷。个别医院的灭菌包装材料存在不规范的现象。

13. 口腔科

各医院均根据口腔科特色，制定了医院感染相关规章制度。34家医疗机构的口腔科器械清洗、消毒、包装、灭菌及储存全过程中存在不规范。11家医院的灭菌监测存在问题，包括部分医院的包内卡进行裁剪等。8家医院医务人员的职业防护不到位，有气溶胶产生风险的情况下未佩戴眼罩或面罩。

14. 手术室

由于硬件条件所限，23家医院的手术室布局流程不合理。现场查无菌包，仍有26家医院手术器械清洗、灭菌、包装等存在缺陷。10家医院连台消毒不规范。个别医院的手术室管理尚有欠缺。

15. 耳鼻喉科

很多医院门诊开展了喉镜检查项目,但目前21家医疗机构喉镜使用后的清洗消毒不够规范。个别医院的雾化流程及相关物品清洁消毒不够规范。

16. 内镜清洗消毒

软式内镜的清洗消毒不到位造成感染暴发在国际上时有发生,其消毒处理需要全过程规范化管理。目前仍有15家医院内镜清洗消毒设备配备不足。9家医院对使用中消毒剂浓度或消毒效果监测不到位。绝大多数医院按照规范对消毒后的内镜采用纯化水或无菌水进行终末漂洗,但仍有9家医院尚不符合规范。

17. 产房和计划生育门诊手术室

29家医院的产房或计划生育门诊手术室存在布局流程不合理或面积不足等硬件问题。个别医院存在个人防护用品使用不规范的现象。10家医疗机构存在诊疗器械使用和处置不规范。个别医院分娩室环境和物表终末消毒不到位。

18. 微生物实验室

21家医院生物安全存在不规范现象,包括个人防护不到位、生物安全使用错误等问题。除个别医院外,各医院细菌耐药检测数据均较为完整。

19. 中医门诊

目前所有医院均使用一次性针灸针。14家医疗机构中医门诊拔罐的罐具清洗消毒未配备专用水池,大多与洗手池共用。

执笔人:高晓东,崔扬文,孙伟,沈燕,陈翔,林家冰,史庆丰,傅小芳,张群,胡必杰

上海市医院感染防控与监测网

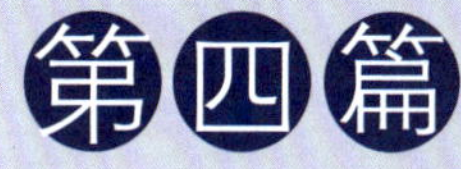

第四篇 “三网联动”综合评分标准

三网年鉴

上海市细菌真菌耐药监测网
上海市抗菌药物临床应用监测网
上海市医院感染防控与监测网

上海市卫生健康委员会抗菌药物临床应用与管理专家委员会尝试发挥多学科合作优势，设置一些综合指标，用于评价医院的感染病诊治、抗菌药物合理应用和医院感染防控水平，引导医院更加注重内涵建设，加强专业团队建设、科学化管理。这些指标的意义更多在于其导向作用，同时这一评分标准尚待在实践中广泛征求意见、进一步优化。

一、“三网联动”复合指标

（一）感染病诊治多学科专业队伍建设（45分）

1. 感染专业医生（10分，培元实践基地单位本项满分）

（1）有从事细菌真菌感染诊治方向医生（3分）。

（2）有细菌真菌感染诊治病区或医疗组（3分）。

（3）有参加培元理论培训医生（2分）。

（4）有完成培元实践培训医生（2分）。

2. 感染专业药师［10分，中国医院协会、中华医学会临床药师（感染专业）培训基地本项满分］

（1）有感染专业药师（5分）。

（2）有参加培英理论学习临床药师（2分）。

（3）有完成国家临床药师培训抗感染专业临床药师（3分）。

3. 临床微生物专业人员（10分）

（1）专职临床微生物专业人员达到每200床1位，不足2分，无专职人员0分(4分)。

(2)有具备检验医师资格人员(2分)。

(3)派员参加上海市细菌真菌耐药监测网培训或全国细菌耐药监测网实践培训(2分)。

(4)派员参加培微理论培训(2分)。

4. 医院感染防控专业人员(10分)

(1)医院感染管理科人员配备(3分);医院每250张床位配备1名医院感染防控专业人员,配备率不足50%扣3分,不足75%扣2分,不足80%扣1分。

(2)医院感染管理科人员结构(3分);医院感染管理科由临床医生、公卫医生和护士组成,每缺一类扣1分。

(3)医院感染管理科人员培训(4分);工作不满5年的专职人员应参加上海市院内感染质量控制中心举办的岗位培训班(2分);所有专职人员每年必须参加不少于30学时的继续教育(1分);安排重点部门负责人参加医院感染防控培训(1分)。

5. 感染病诊治与抗菌药管理多学科协同机制(5分)

(1)感染病诊治多学科会诊、讨论机制(3分)。

(2)抗菌药物管理多学科团队协同(2分)。

(二)抗菌药物采购目录优化(45分)

1. 全部采购品种数与推荐品种(表4-1)重合度(25分)

(1)采购品种≥90%为推荐品种(25分)。

(2)采购品种≥85%为推荐品种(22分)。

(3)采购品种≥80%为推荐品种(18分)。

(4)采购品种≥75%为推荐品种(12分)。

(5)采购品种≥70%为推荐品种(5分)。

(6)采购品种为推荐品种者<70%(0分)。

2. 采购目录中有青霉素、苄星青霉素、呋喃妥因、复方磺胺甲噁唑、氟胞嘧啶5个品种(10分)

(1)有4种及以上(10分)。

(2)有3种(8分)。

(3)有2种(5分)。

(4)有1种(2分)。

(5)无(0分)。

3. 采购目录中有头孢唑林、头孢呋辛(注射剂)(10分,缺1种扣5分)

表 4-1 抗菌药物推荐品种

抗菌药物类别	药品名称
青霉素类	青霉素G 苄星青霉素 阿莫西林 氨苄西林 哌拉西林
一代头孢	头孢唑林 头孢拉定(口服、注射)
二代头孢	头孢呋辛(口服、注射) 头孢克洛
三代头孢	头孢噻肟 头孢曲松 头孢他啶 头孢克肟 头孢泊肟
四代头孢	头孢吡肟
单环类	氨曲南
β-内酰胺酶抑制剂	阿莫西林/克拉维酸 氨苄西林/舒巴坦 哌拉西林/他唑巴坦(8 : 1) 头孢哌酮/舒巴坦 替卡西林/克拉维酸

续 表

抗菌药物类别	药品名称
头霉素类	头孢西丁 头孢美唑
碳青霉烯类	亚胺培南/西司他丁 美罗培南 厄他培南
青霉烯类	法罗培南
氧头孢烯类	拉氧头孢
氨基糖苷类	阿米卡星 庆大霉素 异帕米星
大环内酯类	红霉素(口服、注射) 交沙霉素 阿奇霉素(口服、注射) 克拉霉素 罗红霉素
林可霉素类	克林霉素
四环素类	多西环素(口服、注射) 米诺环素
多肽类	万古霉素 去甲万古霉素 替考拉宁 达托霉素
氟喹诺酮类	诺氟沙星 左氧氟沙星(口服、注射) 环丙沙星(口服、注射) 莫西沙星(口服、注射)
磺胺类	复方磺胺甲基异噁唑(口服、注射)
呋喃类	呋喃妥因
硝基咪唑类	甲硝唑(口服、注射)
恶唑烷酮类	利奈唑胺(口服、注射)

续 表

抗菌药物类别	药品名称
磷霉素	磷霉素 磷霉素氨丁三醇
甘氨酰环素	替加环素
浅部抗真菌	特比萘芬
深部抗真菌药物	两性霉素B及脂质体 氟胞嘧啶 氟康唑(口服、注射) 伊曲康唑(口服、注射) 伏立康唑(口服、注射) 泊沙康唑 卡泊芬净 米卡芬净

(三)规范β-内酰胺类抗菌药物皮试(10分)

(1)明确使用头孢菌素前不进行头孢菌素皮试筛查(10分)。

(2)头孢菌素皮试仅限说明书要求皮试品种(9分)。

(3)医院未要求使用头孢菌素前进行头孢菌素皮试筛查,由各科室自行决定(5分)。

(4)医院规定使用头孢菌素前必须进行头孢菌素皮试筛查(0分)。

二、细菌耐药权重指数

(一)标本质量分值(50分)

1. 标本来源(10分)

(1)门诊患者分离株所占比例(5分)。

- ≤5%(0分)

- ＞5%～≤10%(1分)
- ＞10%～≤15%(3分)
- ＞15%(5分)

(2)血液和脑脊液标本分离株占比(5分)。

- ≤5%(0分)
- ＞5%～≤10%(1分)
- ＞10%～≤15%(2分)
- ＞15%～≤20%(3分)
- ＞20%(5分)

2. 菌株数量(10分)

按全年菌株数量计算得分(需剔除同一患者分离的重复菌株,表4-2)。

表4-2　二级医院、三级医院每年菌株数量评分

三级医院(株/年)	得分	二级医院(株/年)	得分
＜300	0	＜100	0
≥300～1 000	3	≥100～300	3
≥1 000～2 000	5	≥300～800	5
≥2 000～4 000	7	≥800～1 500	7
≥4 000	10	≥1 500	10

3. 药敏品种合理性(30分)

以下常见细菌和抗菌药物组合纳入评分,每缺少1个药物扣1分。

(1)大肠埃希菌/肺炎克雷伯菌:氨苄西林、哌拉西林/他唑巴坦、头孢唑林、头孢呋辛、头孢噻肟(或头孢曲松)、头孢他啶、头孢吡肟、阿米卡星、多黏菌素(CR菌株)、替加环素(CR菌株,中介或耐药菌株是否复核确认)。

(2)铜绿假单胞菌:哌拉西林/他唑巴坦、头孢他啶、头孢吡肟、阿米

卡星、多黏菌素（CR菌株）、环丙沙星（或左氧氟沙星）。

（3）鲍曼不动杆菌：哌拉西林/他唑巴坦、头孢哌酮/舒巴坦、头孢他啶、头孢吡肟、阿米卡星、多黏菌素（CR菌株）、替加环素（CR菌株，中介或耐药菌株是否复核确认）、环丙沙星（或左氧氟沙星）。

（4）金黄色葡萄球菌：青霉素、头孢西丁（或苯唑西林）、红霉素、克林霉素、万古霉素、环丙沙星（或左氧氟沙星）。

（5）肺炎链球菌：头孢曲松/头孢噻肟、左旋氧氟沙星/莫西沙星、万古霉素、利奈唑胺、青霉素MIC［苯唑西林（OXA）无法预测时］。

（6）粪肠球菌：氨苄西林、高浓度庆大霉素/链霉素、万古霉素。

（7）流感嗜血杆菌和卡他莫拉菌：β-内酰胺酶。

（二）耐药程度（50分）

1. 耐药率的评分标准

等于上海市当年平均耐药率者50分；超过平均耐药率者扣分，低于平均耐药率者加分（表4-3）。

表4-3　每种重点监测耐药菌的评分

超过平均耐药率扣分标准	得分	低于平均耐药率加分标准	得分
超≤10%扣10分	40	低≤10%加10分	60
超10%～≤20%扣20分	30	低10%～≤20%加20分	70
超20%～≤30%扣30分	20	低20%～≤30%加30分	80
超30%～≤40%扣40分	10	低30%～≤40%加40分	90
超>40%扣完50分	0	低>40%加满50分	100

2. 重点监测耐药菌的总评分

每种耐药菌的权重得分=表4-3的得分×权重系数，总得分为6种耐药菌得分的总和（50分，表4-4）。

表 4-4 重点监测耐药菌的权重系数及得分

重点耐药菌	权重系数	表 4-3 得分	得分
甲氧西林耐药金葡菌	0.09		
万古霉素耐药尿肠球菌	0.04		
碳青霉烯类耐药肺炎克雷伯菌	0.12		
碳青霉烯类耐药铜绿假单胞菌	0.08		
碳青霉烯类耐药鲍曼不动杆菌	0.09		
头孢噻肟/头孢曲松耐药大肠埃希菌	0.08		
合计			

三、抗菌药物使用权重指数

（一）基础分值（30分）

1. 参与抗菌药物临床应用监测与数据上报工作（12分）

（1）准时上报抗菌药物临床应用监测数据：完成得6分，超时扣3分。

（2）上报抗菌药物临床应用监测数据完整性：完成得3分，缺1小项扣0.5分。

（3）参加上海市抗菌药物年度工作与培训会议：完成得3分，未出席扣3分。

2. 抗菌药物管理工作（18分）

（1）抗菌药物目录及临时采购备案（上海市临床药事质量控制中心回执）（6分）。

（2）抗菌药物临时采购品种与数量（6分）。

（3）抗菌药物专项点评及干预记录（6分，缺1小项扣3分）。

（二）综合性医院抗菌药物管理指标分值（20分）

（1）门诊患者抗菌药物使用率≤20%（5分）。

（2）急诊患者抗菌药物使用率≤40%（5分）。

（3）住院患者抗菌药物使用率≤60%（5分）。

（4）住院患者抗菌药物使用强度（≤40，得5分；≤45，得4分；≤50，得3分；≤55，得2分；≤60，得1分；大于60不得分）。

（三）重点监测抗菌药物分值（50分）

1. 每类/种重点监测抗菌药物的评分

以该类/种抗菌药物使用强度平均数值为准，相近者得50分；超过平均数者扣分，低于平均数者加分（表4–5）。

表 4–5 重点监测抗菌药物的评分

超过平均数者扣分标准	得分	低于平均数者加分	得分
超≤50%扣10分	40	低≤50%加10分	60
超50%～≤100%扣20分	30	低50%～≤100%加20分	70
超100%～≤150%扣30分	20	低100%～≤150%加30分	80
超150%～%≤200%扣40分	10	低150%～≤200%加40分	90
超>200%扣完50分	0	低>200%加满50分	100

2. 重点监测抗菌药物的总分

每类（种）抗菌药物的权重得分=表4–5的得分×权重系数，总得分为4类（种）抗菌药物（表4–6）得分的总和（50分）。

表 4–6 重点监测抗菌药物的权重与得分

重点抗菌药物	权重系数	表 4–5 得分	得分
替加环素	0.1		
碳青霉烯类	0.2		
三代头孢	0.1		

续 表

重点抗菌药物	权重系数	表4-5得分	得分
喹诺酮类	0.1		
合计			

四、医院感染权重指数

（一）基础分值（40分）

1. 医院感染监测信息系统配备情况（20分）

根据国家卫生健康委员会和国家医院感染质量控制中心的规定，医疗机构应配备能进行感染病例及暴发预警、数据采集、数据统计分析功能的医院感染信息系统。总分18分，扣完为止。无信息系统扣18分；有信息系统，不能预警扣6分；有信息系统，数据采集不规范扣6分；有信息系统，但是无数据统计分析功能扣6分。

抗菌药物信息系统不能区分治疗和预防，扣2分。

2. 数据上报的情况：及时性及完整性（20分）

按照上海市院内感染质量控制中心要求，及时完整上传医院感染相关监测数据。总分20分，扣完为止。每月每项数据未及时上报扣2分；每月每项数据不完整扣2分。

（二）监测权重分值（60分）

1. 3种导管相关感染发生率（20分）

导管相关血流感染、呼吸机相关肺炎、导尿管相关尿路感染的防控同时可以降低多重耐药菌的检出率，故上海市院内感染质量控制中心要求各医院根据国内、外循证医学证据采取综合干预措施。

总分20分，扣完为止。参照前一年上海市ICU相应部位感染率，每项超过50百分位数扣1分；超过75百分位数扣2分；超过90百分位数扣3分。

2. Ⅰ类手术切口围手术期抗菌药物使用（12分）

抗菌药物使用率（超过30%扣1分；超过50%扣2分；超过75%扣4分）。预防使用抗菌药物的病例（超过48 h的比例超过30%扣1分；超过50%扣2分；超过75%扣4分）。

预防使用抗菌药物的病例［一代和二代头孢（或联用硝基咪唑类）患者比例不足50%扣4分；不足75%扣2分；不足80%扣1分］。

3. 血培养送检率（12分）

发热（温度不低于38.5℃）同时伴肺炎、留置深静脉导管不短于5 d、本次发热后曾送检痰培养的病例中血培养送检率（每一项低于50%扣4分；低于70%扣2分；低于80%扣1分）。

4. 手卫生依从性（16分）

手卫生依从性（低于上海市10百分位数扣8分；低于25百分位数扣4分；低于50百分位数扣2分）。

病区皂液和快速手消毒液耗量（低于上海市10百分位数扣4分；低于25百分位数扣2分；低于50百分位数扣1分）。

ICU皂液和快速手消毒液耗量（低于上海市10百分位数扣4分；低于25百分位数扣2分；低于50百分位数扣1分）。